康复治疗技术
推拿专业
新形态教材

妇科按摩

实践指导

荣获浙江特殊教育职业学院教材建设基金立项资助

邱建维 主编

化学工业出版社
·北京·

## 内 容 简 介

本教材编写紧扣培养目标——高职院校视障学生推拿专业，结合使用对象的知识结构特点和应用要求，围绕"技能为主，理论够用"的原则，在保证内容科学性、实用性、系统性的前提下，突出妇科按摩学的应用性和技能性，力求做到理论可提炼、实操可正确实践。突出按摩治疗方法的介绍，对病因病机、症状、诊断等仅作概要叙述。通过扫描二维码，读者可针对按摩实操反复训练。

本教材可作为高职院校医疗推拿专业视障学生的配套教材，也可供其他相关人员学习和按摩保健师参考使用。

**图书在版编目（CIP）数据**

妇科按摩实践指导 / 邱建维主编. -- 北京 : 化学
工业出版社, 2024. 10. -- ISBN 978-7-122-46913-7

Ⅰ. R244.15

中国国家版本馆 CIP 数据核字第 2024BS7613 号

---

责任编辑：张　蕾　　　　　加工编辑：赵爱萍
责任校对：李雨晴　　　　　装帧设计：史利平

---

出版发行：化学工业出版社
　　　　　（北京市东城区青年湖南街 13 号　邮政编码 100011）
印　　装：三河市君旺印务有限公司
787mm×1092mm　1/16　印张 18　字数 167 千字
2025 年 4 月北京第 1 版第 1 次印刷

---

购书咨询：010-64518888　　售后服务：010-64518899
网　　址：http://www.cip.com.cn
凡购买本书，如有缺损质量问题，本社销售中心负责调换。

---

定　　价：59.80 元　　　　　　　版权所有　违者必究

主　编　邱建维

副主编　曲　凡　章　辉　蒋燕君

编　者
　　　　邱建维　浙江特殊教育职业学院
　　　　吴　琳　浙江特殊教育职业学院
　　　　沈琛越　浙江特殊教育职业学院
　　　　章　辉　浙江特殊教育职业学院
　　　　蒋燕君　浙江特殊教育职业学院
　　　　王秋朝　浙江特殊教育职业学院
　　　　黄灵芝　浙江特殊教育职业学院
　　　　艾　明　长春大学特殊教育学院
　　　　王　虹　北京联合大学特殊教育学院
　　　　金　晖　山东特殊教育职业学院
　　　　顾颖尔　浙江大学医学院附属妇产科医院
　　　　曲　凡　浙江大学医学院附属妇产科医院

编写人员

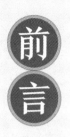

# 前言

　　为提高视障学生医疗推拿专业人才实践技能，浙江特殊教育职业学院联合全国高职特殊院校视障学生推拿专业教育资深教师、妇科临床专家，结合当前我国视障学生医疗按摩教育和临床现状，出版配套妇科按摩学的实践技能训练教材。

　　本教材以全国视障学生医疗按摩考试大纲所规定的范围和要求为基础，紧扣高职视障学生推拿专业培养目标，结合使用对象的知识结构特点和应用要求，围绕"技能为主，理论够用"的原则，在保证内容科学性、系统性、实用性的前提下，突出妇科按摩学的应用性和技能性，力求做到理论可提炼、实操可正确实践。理论可提炼：指正确介绍按摩对妇科不同病证的适用范围及诊断要点，并根据使用对象对需"掌握""熟悉""了解"的内容，安排得当，同时突出按摩治疗方法的介绍，对病因病机、症状、诊断等仅作概要叙述。实操可模拟：通过扫描二维码，可以反复训练每一个妇科按摩实操。本教材征询了多所院校推拿专业的意见和建议，增加了妇科杂病推拿治疗的内容，强调了按摩对妇科常见疾病的治疗，并充分考虑视障学生的学习特点。

　　本教材共七章。第一、二章主要介绍妇科按摩学的相关理论要点，包括女性生殖系统解剖与生理、病因病机与四诊辨证等；第三至七章主要介绍妇科常见病证的按摩治疗，包括月经病、带下病、妊娠病、产后病、妇科杂病等。

本套教材编写期间，浙江大学医学院附属妇产科医院曲凡、顾颖尔给予专业指导；北京联合大学特殊教育学院、长春大学特殊教育学院、山东特殊教育职业学院等特殊教育机构给予大力支持，在此一并表示由衷感谢。

　　本教材主要作为高职视障学生医疗按摩人员配套教材，也可供其他相关人员学习和按摩保健师参考使用。在编写过程中难免有不足之处，期盼读者提出宝贵意见，我们将继续集思广益，不断完善，更好地为视障学生提供专业服务。

编者

2025 年 1 月

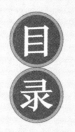

# 目录

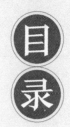

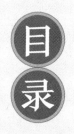

目录

# 第一章 女性生殖系统解剖与生理

## 第一节　女性生殖系统解剖

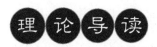

女性内生殖器由生殖腺（卵巢）、输送管道（输卵管、子宫和阴道）以及附属腺（前庭大腺）组成。外生殖器即女阴。卵巢产生的卵子成熟后，排至腹膜腔，再经输卵管腹腔口进入输卵管，在输卵管内受精后移至子宫，植入子宫内膜，发育成胎儿。分娩时，胎儿出子宫口，经阴道娩出。

二维码 1-1
女性生殖系统解剖

### 一、内生殖器

#### （一）生殖腺

卵巢是女性生殖腺，左右各一，位于盆腔内，贴靠小骨盆侧壁相当于髂内、外动脉的夹角处的卵巢窝，窝底有腹膜壁层覆盖。胚胎早期，卵巢沿着体壁背侧向下，最后移至盆腔。异常时，卵巢可降至腹股沟管或大阴唇内。

### 1. 卵巢的形态

卵巢呈扁卵圆形，略呈灰红色，被子宫阔韧带后层所包绕。可分为内、外侧两面，前、后两缘和上、下两端。外侧面与卵巢窝相依；内侧面朝向盆腔，与小肠相邻。后缘游离，称独立缘；前缘借卵巢系膜连于子宫阔韧带，称卵巢系膜缘，前缘中部有血管、神经等出入，称卵巢门；上端与输卵管伞相接触，又称输卵管端，并与卵巢悬韧带相连；下端借卵巢固有韧带连于子宫，又称子宫端。成年女子的卵巢大小约4cm×2cm×3cm，重5～6g。卵巢的大小和形状随年龄增长呈现差异：幼女的卵巢较小，表面光滑；性成熟期卵巢最大，以后由于多次排卵，卵巢表面出现瘢痕，显得凹凸不平；35～40岁卵巢开始缩小；50岁左右随月经停止而逐渐萎缩。

卵巢实质分为浅层的皮质和深层的髓质。皮质内含有大小不等，数以万计处于不同发育阶段的卵泡。成熟的卵泡经卵巢表面以破溃的方式将卵子排至腹膜腔。一般一个月经周期（28天）卵巢只排一个卵子。排出卵子后的卵泡形成黄体，黄体能分泌孕酮（黄体酮）和少量雌激素。如未受孕，黄体在2周后开始退化，逐渐被结缔组织代替，形成白体。

### 2. 卵巢的固定装置

卵巢在盆腔内的正常位置主要靠韧带维持。卵巢悬韧带是由腹膜形成的皱襞，起自小骨盆侧缘，向内下至卵巢的上端。它是寻找卵巢动、静脉的标志，临床上又称骨盆漏斗韧带。卵巢固有韧带又称卵巢子宫索，由结缔组织和平滑肌纤维构成，表面盖以腹膜，形成腹膜皱襞，自卵巢下端连至输卵管与子宫结合处的后下方。

（二）输送管道

输卵管是输送卵子的肌性管道，长 10～14cm，左右各一，由卵巢上端连于子宫底的两侧，位于子宫阔韧带的上缘内。其内侧端以输卵管子宫口与子宫腔相通，外侧端以输卵管腹腔口开口于腹膜腔。输卵管较为弯曲，由内侧向外侧分为四部分。

（1）输卵管子宫部：为输卵管穿过子宫壁的部分，直径最细，约 1mm，以输卵管子宫口通子宫腔。

（2）输卵管峡部：短而直，管腔狭窄，壁较厚，血管分布少，水平向外移行为壶腹部。峡部是输卵管结扎术的常选部位。

（3）输卵管壶腹部：占输卵管全长的 2/3，粗而弯曲，血管丰富，卵子通常在此部与精子结合成受精卵，经输卵管子宫口入子宫，植入子宫内膜中发育成胎儿。若受精卵未能迁移入子宫而在输卵管或腹膜腔内发育，即宫外孕。

（4）输卵管漏斗部：为输卵管末端呈漏斗状膨大的部分，向后下弯曲覆盖在卵巢后缘和内侧面。漏斗末端的中央有输卵管腹腔口开口于腹膜腔，卵巢排出的卵子即由此进入输卵管。腹腔口周围，输卵管末端的边缘形成许多细长的指状突起，称为输卵管伞，盖于卵巢表面，其中一条较大的突起连于卵巢，称卵巢伞，有人认为此伞有引导卵子进入输卵管漏斗的作用。

（三）输送管道

子宫是壁厚腔小的肌性器官，胎儿在此发育生长。

## 1. 子宫的形态

成人未孕子宫前后稍扁、呈倒置的梨形，长 7～9cm，最宽径 4～5cm，壁厚 2～3cm。子宫分为底、体、颈三部分。子宫底为输卵管子宫口以上的部分，宽而圆凸。子宫颈为下端较窄而呈圆柱状的部分，在成人长 2.5～3.0cm，由突入阴道的子宫颈阴道部和阴道以上的子宫颈阴道上部组成。子宫颈为肿瘤的好发部位。子宫底与子宫颈之间为子宫体。子宫两侧缘的上部与输卵管相接处称子宫角。子宫体与子宫颈移行部之间较为狭细的长约 1cm 部分称子宫峡。

非妊娠时，子宫峡不明显；妊娠期，子宫峡逐渐伸展变长，形成"子宫下段"；至妊娠末期，此部可延长至 7～11cm，峡壁逐渐变薄，产科常在此处进行剖宫术，可避免进入腹膜腔，减少感染的机会。

子宫内的腔隙较为狭窄，可分为两部：上部在子宫体内，称子宫腔，呈底在上，前后略扁的三角形。底的两端为输卵管子宫口，尖端向下通子宫颈管。下部在子宫颈内，呈梭形，称子宫颈管。其上口通子宫腔，下口通阴道称子宫口。未产妇的子宫口多为圆形，边缘光滑整齐；经产妇子宫口为横裂状，其前、后缘分别称为前唇和后唇，后唇较长，位置也较高。成人未孕子宫的内腔，从子宫口到子宫底长6～7cm，子宫腔长约4cm，其最宽处2.5～3.5cm。

### 2. 子宫壁的结构

子宫壁分三层：外层为浆膜，为腹膜的脏层；中层为强厚的肌层，由平滑肌组成；内层为黏膜，称子宫内膜。子宫腔的内膜随着月经周期而有增生和脱落的周期变化。脱落的内膜由阴道流出成为月经，约28天为一个月经周期。新近的研究表明，受精卵植入子宫内膜与子宫内膜细胞的凋亡有关。

### 3. 子宫的位置

子宫位于小骨盆中央，膀胱与直肠之间，下端接阴道。两侧有输卵管和卵巢，临床上统称子宫附件，附件炎即指输卵管炎和卵巢炎。未妊娠时，子宫底位于小骨盆上口平面以下，朝向前上方。子宫颈的下端在坐骨棘平面稍上方。当膀胱空虚时，成人子宫呈轻度前倾前屈位，人体直立时，子宫体伏于膀胱上面。前倾指整个子宫向前倾斜，子宫长轴与阴道长轴形成一个向前开放的钝角，稍大于90°。前屈是指子宫体与子宫颈之间形成的一个向前开放的钝角，约为170°。子宫位置异常，是女性不孕的原因之一，常见为后倾后屈，即子宫后倒。但子宫有较大的活动性，膀胱和直肠的充盈程度可影响子宫位置。

### 4. 子宫的固定装置

子宫借韧带、阴道、尿生殖膈和盆底肌等维持其正常位置。

（1）子宫阔韧带位于子宫两侧，略呈冠状位，由子宫前、后面的腹膜自子宫侧缘向两侧延伸至盆侧壁和盆底的双层腹膜构成，可限制子宫向两侧倾倒。子宫阔韧带的上缘游离，包裹输卵管；上缘外侧1/3为卵巢悬韧带。阔韧带的前叶覆盖子宫圆韧带，后叶覆盖卵巢和卵巢固有韧带。前、后叶之间的疏松结缔组织内还有子宫动、静脉，神经、淋巴管等。

（2）子宫圆韧带为一对扁索状韧带，由结缔组织和平滑肌构成。起于子宫体前面的上外侧，子宫角的下方，在阔韧带前叶的覆盖下向前外侧弯行，经腹股沟管深环进入腹股沟管，出腹股沟管浅环后分散为纤维束止于阴阜和大阴唇前端的皮下。子宫圆韧带有淋巴管分布，子宫的恶性肿瘤可经此韧带转移至腹股沟浅淋巴结近侧群。子宫圆韧带对维持子宫的前倾位有一定作用。

（3）子宫主韧带又称子宫旁组织，位于子宫阔韧带的基部，从子宫颈两侧缘延至盆侧壁。子宫主韧带由纤维结缔组织和平滑肌纤维构成，较强韧，是维持子宫颈正常位置，防止向下脱垂的重要结构之一。

（4）子宫骶韧带由结缔组织和平滑肌构成，从子宫颈后面的上外侧向后弯行，绕过直肠的两侧，止于第2、3骶椎前面的筋膜。其表面覆盖以腹膜形成弧形的直肠子宫襞。此韧带向后上牵引子宫颈，协同子宫圆韧带维持子宫的前倾前屈位。如果子宫的固定装置薄弱或受损伤，可导致子宫位置异常。

### 5. 子宫的年龄变化

新生儿子宫高出小骨盆上口，输卵管和卵巢位于髂窝内，子宫颈较子宫体长而粗。性成熟前期，子宫迅速发育，壁增厚。性成熟期，子宫颈和子宫体的长度几乎相等。经产妇的子宫较大，除各径和内腔都增大外，重量可增加一倍。绝经期后，子宫萎缩变小，壁变薄。

#### （四）输送管道

阴道为连接子宫和外生殖器的肌性管道，是女性的交接器官，也是排出月经和娩出胎儿的管道，由黏膜、肌层和外膜组成，富于伸展性。阴道有前壁、后壁和两个侧壁，前、后壁互相贴近。阴道的长轴由后上方伸向前下方，下部较窄，下端以阴道口开口于阴道前庭。处女的阴道口周围有处女膜附着，处女膜可呈环形、半月形、伞状或筛状。处女膜破裂后，阴道口周围留有处女膜痕。阴道的上端宽阔，包绕子宫颈阴道部，两者之间的环形凹陷称阴道穹。阴道穹分为互相连通的前部、后部和两个侧部，以阴道穹后部最深，其后上方即为直肠子宫陷凹，两者间仅隔以阴道后壁和覆盖其上的腹膜。临床上可经阴道后穹穿刺以引流直肠子宫陷凹内的积液或积血，进行诊断和治疗。

阴道位于小骨盆中央，前有膀胱和尿道，后邻直肠。隔着直肠前壁可触诊到直肠子宫陷凹和子宫颈等。阴道下部穿过尿生殖膈，膈内的尿道阴道括约肌以及肛提肌均对阴道有闭合括约作用。

## 二、外生殖器

女性外生殖器，即女阴，包括阴阜、大阴唇、小阴唇、阴道前庭、阴蒂和前庭球。

### 1. 阴阜

阴阜为耻骨联合前方的皮肤隆起，皮下富有脂肪。性成熟期以后，长有阴毛。

### 2. 大阴唇

大阴唇为一对纵长隆起的皮肤皱襞。大阴唇的前端和后端左右互相连合，形成唇前连合和唇后连合。

### 3. 小阴唇

小阴唇位于大阴唇的内侧，为一对较薄的皮肤皱襞，表面光滑无毛。其前端延伸为阴蒂包皮和阴蒂系带，后端两侧互相汇合形成阴唇系带。

### 4. 阴蒂

阴蒂由两个阴蒂海绵体组成，后者相当于男性的阴茎海绵体，亦分脚、体、头三部。阴蒂脚埋于会阴浅隙内，附于耻骨下支和坐骨支，向前与对侧的结合成阴蒂体。阴蒂头露于表面，含有丰富的神经末梢。

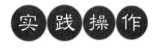

**实践操作要点：**观察女性生殖系统大体模型，对照3D-Body 解剖软件掌握以下内容。

1. 掌握卵巢的位置和形态。

2. 掌握输卵管的位置、形态和分部。

3. 掌握子宫的形态、位置和固定装置。

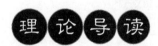

1. 卵巢位于 （　　　），（　　　）两侧，紧贴 （　　　）。

2. 输卵管由内侧向外侧可以分为 （　　　）、（　　　）、（　　　）、（　　　）。其中卵细胞在 （　　　）受精。

3. 子宫分为 （　　　）、（　　　）、（　　　）三部分。

4. 维持子宫正常位置的韧带有 （　　　）、（　　　）、（　　　）、（　　　）。

# 第二节　女性生殖系统生理

二维码 1-2

女性生殖系统生理

## 一、女性一生不同阶段的生理特点

（1）胎儿期：从受精卵开始到胎儿娩出。

（2）新生儿期：出生 4 周内称新生儿期。

特点：乳房略隆起或有乳样分泌物，阴道少量分泌物，在短期内自然消失。

（3）儿童期：出生后4周到12岁左右称儿童期。

特点：8岁以前，生殖器官仍为幼稚型；8岁以后，生殖器官开始发育，女性特征开始出现。

（4）青春期：一般10～19岁。

特点：体格生长发育迅速，生殖器官（第一性征）发育成熟；第二性征发育明显，月经来潮；生长加速，平均每年生长9cm。

（5）性成熟期：又称生育期，18岁左右开始，持续约30年。

特点：规律的月经周期，生育功能处于最旺盛的时期。

（6）绝经过渡期：一般发生在40岁以后，出现的早晚、持续的长短因人而异。

特点：卵巢功能减退；生殖器官开始萎缩；月经量渐减少，周期不规律，最后绝经；部分妇女出现围绝经期症状（潮热、出汗、情绪不稳、抑郁、头痛、失眠等）。

（7）绝经后期：指绝经后的生命时期。一般60岁以后。

特点：卵巢功能衰退，生殖器官萎缩，易发生代谢障碍而导致骨质疏松、肥胖、血压升高等。

## 二、卵巢的功能

### （一）卵巢的生卵功能

卵子是由卵巢内的原始卵泡逐渐发育而成的。两个卵巢中含有的原始卵泡有 30 万～40 万个，在女性青春期以前可长期处于静止状态，从青春期开始，除妊娠外，一般每个月都有十几个原始卵泡同时生长发育，但通常只有一个发育成熟。其余卵泡都在不同阶段退化成闭锁卵泡。卵泡发育的过程为：原始卵泡——初级卵泡——生长卵泡——成熟卵泡。成熟卵泡破裂，卵细胞和卵泡液排至腹腔的过程，称为排卵。

排卵后，卵泡破裂，残存在卵泡内的颗粒细胞增生变大，胞质内含有黄色颗粒，这种细胞称为黄体细胞。黄体细胞聚集成团后形成黄体。若排除的卵子未受精，黄体维持约10 天时间开始萎缩变为白体。若卵子受精，则黄体继续生长，成为妊娠黄体。

### （二）卵巢的分泌功能

卵巢主要合成和分泌雌激素、孕激素。雌激素以雌二醇为主，孕激素主要是孕酮。此外，卵巢还分泌少量的雄激素。

### 1. 雌激素

雌激素的生理作用主要是促进女性生殖器官的生长发育和激发第二性征的出现。

（1）对生殖器官的作用：①雌激素可协同卵泡刺激素（FSH）促进卵泡发育并诱导和促进排卵；②促进子宫内膜出现增生性变化，促进子宫颈分泌大量稀薄黏液，有利于精子穿行；③增强输卵管运动，有利于精子和输卵管的运行；

④促进阴道上皮细胞增生、角化，阴道呈酸性而增强抵抗细菌的能力，称阴道自洁作用。

（2）对第二性征的作用：雌激素刺激乳腺导管和结缔组织增生，促进乳腺发育，并使全身脂肪和毛发分布具有女性特征，如盆骨大、声调变高、臀部肥厚等。

### 2. 孕激素

孕激素通常在雌激素作用的基础上发挥作用，孕激素主要在于保证受精卵的着床和维持妊娠。

（1）对子宫的作用：①促使在雌激素作用下增生的子宫内膜进一步增厚，有利于受精卵着床及胚胎的营养供给；②使子宫肌细胞兴奋性降低，抑制子宫收缩，抑制母体对胎儿的排斥反应；③使子宫颈黏液减少、变稠，使精子难以通过。

（2）对乳腺的作用：主要促进乳腺腺泡发育，并在妊娠后为泌乳做好准备。

（3）产热作用：孕激素能促进产热，使基础体温升高，临床上常将基础体温的变化作为判定排卵的标志之一。

### 3. 雄激素

女性体内雄激素来自卵泡内膜及肾上腺皮质等处。雄激素的生理作用：雄激素在女性体内虽然含量相对较低，但却发挥着不可或缺的重要作用。

（1）对女性生殖系统的影响：青春期时，雄激素刺激阴毛和腋毛的发育，出现第二性征。适量的雄激素有助于卵泡的早期发育。

（2）对机体代谢功能的影响：雄激素能够促进蛋白质的合成，适当增加肌肉质量和力量。同时影响脂肪在体内的分布，倾向于促进腹部脂肪的堆积。在血糖方面可提高胰岛素的敏感性，对血糖的稳定和代谢调节具有一定意义。

## 三、卵巢功能调节

### （一）下丘脑-垂体对卵巢活动的调节

卵巢功能受下丘脑-垂体-卵巢轴的调节。青春期开始，随着下丘脑神经元的发育成熟，对卵巢激素负反馈抑制作用敏感性明显降低，促性腺激素释放激素（GnRH）开始分泌增加。下丘脑分泌的 GnRH 经垂体门脉系统可引起腺垂体分泌黄体生成素（LH）和卵泡刺激素（FSH），两者直接调节卵巢的内分泌功能。FSH 促进卵泡的发育。

### （二）卵巢激素对下丘脑-垂体的反馈作用

卵巢分泌的激素可以负反馈形式作用于下丘脑和腺垂体。血浆中雌激素浓度较高时，一方面可抑制下丘脑 GnRH 的分泌，另一方面可降低腺垂体对 GnRH 的敏感度，结果引起 FSH 的分泌减少，这是负反馈作用。但雌激素对 LH 的作用则不同，排卵前，成熟的卵泡分泌大量雌激素，能触发腺垂体分泌大量 LH，进而导致排卵，这属于正反馈调节。黄体生成后，血中雌激素浓度出现第二次高峰，此时黄体分泌大量孕激素，它与雌激素共同作用，抑制腺垂体促性腺激素的分泌。

## 四、卵巢内分泌与月经周期

### （一）月经周期概念

女性自青春期起，除妊娠外，每月一次子宫内膜脱落出血，经阴道流出的现象，称为月经。月经形成的周期性过程，称为月经周期。成年妇女月经周期一般为 20～40 天，平均为 28 天。一般 12～14 岁开始第一次月经称为初潮。45～50 岁月经周期停止以后的时期，称为绝经期。绝经期妇女可出现潮红、潮热、心悸、血压升高、失眠、易激动、喜怒无常等精神症状，为更年期综合征。

### （二）月经周期中子宫内膜的变化

月经周期中卵巢和子宫内膜都出现一系列形态和功能的变化。根据子宫内膜的变化，可将月经周期分为三期。

#### 1. 增殖期

此期从月经停止时开始至卵巢排卵日止，故也称排卵前期，相当于月经中期的第 5～14 天。此期内卵泡生长、发育和成熟，并分泌雌激素。在雌激素的作用下，子宫内膜迅速增生变厚，血管增生，腺体增多变长，但不分泌黏液。本期的主要特点是子宫内膜显著的增殖，故称增殖期，又称排卵前期。

## 2. 分泌期

此期从排卵日起至下次月经前止，故也称排卵后期，相当于月经周期的第 15～28 天。排卵后卵泡颗粒细胞形成黄体细胞，分泌雌激素和大量孕激素，在这两种激素作用下，子宫内膜进一步增生变厚，血管扩张、充血，腺体迂曲并分泌黏液。此期子宫活动减少，子宫内膜松软并含有丰富的营养物质，为受精卵的着床和发育做好准备。若排出的卵未受精，则黄体退化，孕激素和雌激素的分泌急剧减少，又进入下一个月经周期。

## 3. 月经期

从月经开始至出血停止，相当于月经周期的第 1～4 天。由于排出的卵细胞未受精，黄体萎缩，血中雌激素和孕激素浓度迅速下降，使子宫内膜崩溃脱落出血，从阴道流出。一般出血总量为 50～100mL，剥落的子宫内膜混于月经血中。

### （三）月经周期形成机制

月经周期的形成主要是下丘脑-垂体-卵巢轴作用的结果。

### 1. 增殖期的形成

女性自青春期开始，下丘脑分泌的促性腺激素释放激素 (GnRH) 使腺垂体分泌 LH（黄体生成素）和 FSH（卵泡刺激素）。在这两种促性腺激素的作用下，促进卵泡发育，分泌雌激素入血，使子宫内膜呈排卵前期变化。排卵前期末，雌激素在血中浓度达高水平，通过正反馈使 GnRH 分泌增加，进而使 FSH，特别是 LH 分泌增加。这时已发育成熟的卵泡，在高浓度的 LH 和 FSH 作用下，导致排卵。

**2. 分泌期和月经期的形成**

排卵后生成的黄体在 LH 作用下发育并分泌大量的孕激素和雌激素，在这两种激素特别是孕激素作用下，子宫内膜呈分泌期变化。随着黄体长大，这两种激素分泌不断增加，至排卵后第 7～8 天达高峰。高浓度的孕激素、雌激素共同对下丘脑-垂体起负反馈作用，抑制 GnRH、FSH、LH 的分泌。此期若未受孕，黄体将由于黄体生成素分泌减少而退化萎缩，致使血中孕激素、雌激素浓度迅速下降，子宫内膜失去支持而剥脱出血，形成月经。

随着月经黄体的萎缩退化，血中雌激素、孕激素浓度的降低，对下丘脑、垂体的反馈抑制作用解除，于是 FSH 的分泌开始增多。在 FSH 的作用下，又有一批卵泡开始生长发育，新的月经周期重新开始。

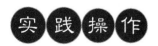

案例分析：为何妊娠后不来月经，也不再受孕？

若排出的卵细胞受精，月经黄体不但不萎缩，而且在人绒毛膜促性腺激素的刺激下，继续生长发育为妊娠黄体。妊娠黄体继续分泌大量的孕激素和雌激素。因此，受孕后子宫内膜不但不脱落，而且继续增殖变厚形成蜕膜，也不再来月经。同时，高水平的雌、孕激素通过负反馈继续抑制 Gn-RH、FSH 和 LH 的分泌，低浓度的 FSH 不足以再次引起卵泡的发育、成熟、排卵，因此也不会再受孕。

## 巩固练习

1. 下列关于女性一生不同阶段的生理特点说法正确的是（　　）

A. 胎儿期指从受精卵开始到胎儿娩出

B. 儿童期：出生后 4 周到 10 岁左右。8 岁以前，生殖器官仍为幼稚型

C. 青春期：一般 10～17 岁。特点：体格生长发育迅速，生殖器官（第一性征）发育成熟，月经来潮

D. 性成熟期：生育期，18 岁左右开始，持续约 20 年

2. 根据子宫内膜的变化，可将月经周期分为（　　　）、（　　　）、（　　　）。

3. 月经周期的形成主要是（　　　）作用的结果。

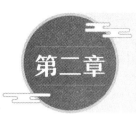

# 第二章 病因病机与四诊辨证

# 第一节 病因

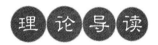

妇女经、孕、产、乳的特殊生理均以血为用。女子以肝为先天，气机易受情志影响，因此妇科疾病的病因病机也有其独特的特点和规律。常见的妇科病因有淫邪因素、情志因素、生活因素和体质因素等。

二维码 2-1
妇科疾病的病因

## 一、淫邪因素

风、寒、暑、湿、燥、火称为六气，是自然界一年四季的正常气候变化。如太过、不及或不应时而见，就成了致病因素，称为六淫。人体阴阳的盛衰，气血津液、脏腑功能失常，五行胜复，也表现出类似六淫邪气的特点，这种邪自内生，故称"内生五邪"。在妇科病的致病因素中，以风、寒、湿、热为常见。

### 1. 风

风为百病之长，有外风和内风之分。风性主动。风邪在妇科致病常与寒邪相合，损伤冲任而为病。妊娠眩晕、绝经前后诸证出现的肢体发麻、皮肤蚁行感、阴痒等，就属于内风引起的。

### 2. 寒

有外寒、内寒之分。外寒为六淫之一，属于阴邪，易伤阳气；寒性收引主凝滞，易使气血阻滞不通。可发生月经后期、月经过少、痛经、闭经、不孕症等病症。

### 3. 热

热为阳邪，其性炎上，易生风动血。热邪致病，也可分外热和内热。可引起月经先期、月经过多、崩漏、经行吐衄、胎漏、产后恶露不绝、阴疮等。

### 4. 湿

湿为阴邪，其性重浊黏滞，易阻滞气机；湿性趋下，易袭阴位。湿邪致病，也有内湿、外湿之分。湿为有形之邪，随着留滞部位、时间的不同，分别可引起闭经、带下病、不孕症等。


## 二、情志因素

七情，是指喜、怒、忧、思、悲、恐、惊七种情志变化。情志因素导致妇科病，以怒、思、恐为害尤甚。

## 1. 怒

抑郁忿怒，使气郁气逆，可致月经后期、闭经、痛经、不孕症、癥瘕等。

## 2. 思

"二阳之病发心脾，有不得隐曲，女子不月"。忧思不解，每使气结，发为闭经、月经不调、痛经。

## 3. 恐

惊恐伤肾，每使气下，可致月经过多、闭经、崩漏、胎动不安、不孕症。

# 三、生活因素

## 1. 饮食失宜

包括饮食不节、饮食不洁和饮食偏嗜等，均可导致脏腑功能失常而引发疾病。

## 2. 劳逸失常

适当的体力劳动，对增强体质、防治疾病是必要的。但妇女由于有经、孕、产、乳等生理特点，妇女在月经期、妊娠期、产褥期要特别注意劳逸结合。过劳伤气，损伤心、脾、肾的功能，过于安逸则会影响气血的运行。

## 3. 房室所伤

包括房劳多产、房事不禁、房事不洁等方面。妇女生育过多、过频或经期产后不禁房事，易耗气血，伤肝肾，损冲任，可引起月经病、带下病、流产、早产、子宫脱垂等。房事不禁，如在经期、产后，余血未净而阴阳交合，精浊与血相结为邪，影响冲任、胞宫，可发生妇科疾病。房事不洁，虫邪或邪毒入侵外阴、阴道、胞宫，易发生经、带、胎、产、杂病。

### 4. 跌仆损伤

妇女在妊娠期登高持重，或跌仆闪挫，易致胎动不安、堕胎、小产等。多次手术、术后创伤、感染，可直接损伤子宫、胞脉、胞络，发生经、带、胎、产诸病。

此外，嗜烟酗酒或经常熬夜等均影响生物钟的调节，可导致月经失调、闭经、流产、不孕症。不健康、不合理的生活方式和环境因素所造成的疾病，被现代人称为"生活方式病"。因此，养成良好的生活习惯，对防治妇科病有重要意义。

## 四、体质因素及其他

不同类型的体质因素，可能影响机体对某种致病因素的易感性。在同样的生活环境中，体质强健者在致病因素作用下可以不病，而体质虚弱者经受不了致病因素的攻击而发病。体质强健者，病轻而易治；体质虚弱者，病重而难愈。

人体由于先天禀赋的不同，后天营养状态和生活习惯的影响，可以形成不同类型的体质，妇科疾病与体质关系密切。体质因素实际上对某些致病因素存在极大的易感性和患病证型的倾向性。

其他因素：免疫因素会引起不孕、复发性流产等。微生物感染会引起流产、盆腔炎、性传播疾病等。环境因素会引起流产、不孕等。

## 巩固练习

1. 容易引起妇科病的常见情志因素是 （　　　）

A. 思、悲

B. 惊恐、悲伤、郁怒

C. 烦恼、焦虑

D. 怒、恐、思

2. 虚寒的成因是 （　　　）

A. 素体虚弱，经期当风受凉

B. 素体阳气不足，命门火衰

C. 经期受寒，直中胞中

D. 产后衣着不足，冒雨受寒

3. 脏腑功能失常导致妇产科疾病，关系最密切的是 （　　　）

A. 肾、肝、脾

B. 肾、脾、心

C. 肝、脾、胃

D. 肝、脾、心

4. 六淫和"内生五邪"中与妇科关系最大的是 （　　　）

A. 寒、热、风、燥邪

B. 风、寒、湿、热邪

C. 寒、热、湿、燥邪

D. 风、寒、热、暑邪

# 第二节　病机

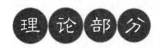

　　病机是指疾病发生、发展及变化的机制。女性的经、孕、产、乳、带均与脏腑、气血、经络的生理功能有关，并受肾-天癸-冲任-胞宫轴的调控。

二维码 2-2
妇科疾病的病机

因此，只要受到致病因素的侵袭，引起脏腑功能失常，气血失调，冲、任、督、带损伤，胞宫、胞脉、胞络受损，肾-天癸-冲任-胞宫轴失调，都可以发生妇科疾病。

## 一、脏腑功能失常

　　人体是以五脏为中心的有机整体，脏腑生理功能紊乱或脏腑气血阴阳的失调，均可导致妇科疾病，其中以肾、肝、脾三脏关系最为密切。

### 1. 肾

肾主藏精，主生殖，胞脉又系于肾。在女性肾与经、带、孕、产均有密切关系。临床常见肾气虚、肾阳虚、肾阴虚及肾阴阳两虚。

先天肾气不足或后天损伤肾气，可发生闭经、月经后期、月经过少、不孕症、月经先期、月经过多、崩漏、胎动不安、滑胎、子宫脱垂等。肾阳虚，命门火衰，冲任失于温煦，而致妊娠腹痛、产后腹痛、不孕症等；肾阳虚，气化失常，水湿下注任、带，使任脉不固，带脉失约，则发为带下病。肾阴虚可致月经后期、月经过少、闭经、痛经、不孕症、崩漏、胎动不安、妊娠眩晕等。由于阴损可以及阳，阳损可以及阴，若病程日久，往往可致肾阴阳两虚，上述病证可以夹杂出现。

### 2. 肝

肝藏血，主疏泄，性喜条达而恶抑郁。肝的阴阳、气血失调表现为肝气郁结、肝郁化火、肝经湿热、肝阴不足、肝阳上亢或肝风内动，影响冲任，导致妇科疾病。

肝气郁结，可发生月经后期、月经先后无定期、痛经、不孕症等；肝郁化热化火，可致月经先期、月经过多、崩漏等。肝郁乘脾，脾失健运，湿从内生，可发生带下病、阴痒、盆腔炎、不孕症、癥瘕等。若素体肝肾阴虚，或热病伤阴，可致月经过少、闭经、不孕症等。若肝血素虚，可引起经行眩晕、子痫等。

### 3. 脾

脾为后天之本，气血生化之源，又主统血。脾的病机主要是脾失健运、脾失统摄、脾虚下陷等。

脾失健运，化源不足，可导致月经后期、月经过少、闭经、不孕症、缺乳等病；脾阳不运，不能输布精微，则聚湿生痰，湿邪下注任、带，则可发生带下病；湿聚生痰，阻滞冲任，则可导致闭经、不孕症等。脾气虚弱，统摄无权，致使血不循经，则可发生月经过多、崩漏等病。中气下陷，则可发生月经过多、崩漏、子宫脱垂等。

### 4. 心与肺

心主神明，心主血脉，"胞脉者，属心而络于胞中"。

忧思积郁在心，心气不得通于肾，胞脉闭阻，可出现闭经、月经不调、不孕症等。心火偏亢，肾水不足，可出现脏躁、绝经前后诸证等。若阴虚肺燥，可致经行吐衄、妊娠咳嗽。若肺气失宣，水道不利，可发生妊娠小便不通、产后小便不通等。

## 二、气血失调

妇女以血为本，经、孕、产、乳期间又易于耗血，致使机体处于血常不足而气偏有余的状态。由于气和血是相互依存、相互滋生的，气病可以及血，血病可以及气，所以临证时既要分清在气在血的不同，又要注意气和血的相互关系。气分病机有气虚、气陷、气滞、气逆。血分病机有血虚、血热、血寒、血瘀。

## 三、冲、任、督、带损伤

冲、任、督、带的损伤，是妇科病的主要病理变化。

冲任损伤，可发生月经失调、崩漏、痛经、闭经、不孕，或气血积滞而为癥瘕。

督脉为"阳脉之海"，总督诸阳。与孕育亦有关系。"带脉下系胞宫……属于脾经。"能健运水湿、提摄子宫，约束诸经。带脉为病，约束无权，可致带下、子宫脱垂等。

## 四、胞宫、胞脉、胞络受损

胞宫、胞脉、胞络受损的病机，主要有形质异常、藏泻失司、痰瘀闭阻、手术创伤。

### 1. 形质异常

子宫形质异常由先天发育不良和后天损伤所致，可出现幼稚子宫、子宫畸形、子宫肌瘤等。

### 2. 藏泻失司

子宫为奇恒之腑，具有似脏"藏"的功能，又具有似腑"泻"的功能，且藏泻有序。若藏而不泻可发生月经后期、闭经、难产、滞产等；若泻而不藏，可发生经期延长、月经过多、崩漏、带下病、流产、恶露不绝等。

### 3. 痰瘀闭阻

痰瘀闭阻是指病邪客于胞宫后，使胞宫闭塞或阻滞而产生妇科疾病的病机。如风冷邪气客于胞内，损伤冲任之脉，使胞宫闭塞或阻滞而致闭经。痰湿阻滞胞脉，可引起闭经、不孕。

### 4. 手术创伤

宫腔各种手术都有创伤的可能。如子宫穿孔、宫腔粘连可致妇科急腹症、月经过少、闭经、盆腔炎、不孕症等。

## 五、肾-天癸-冲任-胞宫轴失调

肾-天癸-冲任-胞宫轴，以肾为主导，由天癸调节，通过冲任的通盛、相资，督带的调约，在胞宫主司下由子宫表现出经、带、胎、产的生理活动特点。其中任何一个环节出现障碍，尤其是"五脏之伤，穷必及肾"时，都会引起生殖轴功能失调，发生崩漏、闭经、不孕症等。

病因与病机之间以及各病机之间不是孤立的，而是相互联系、相互影响的。

巩 固 练 习

1. 下列各项，不属于妇科常见脏腑病机的是 （　　）

A. 肾阳虚

B. 肝阴虚

C. 脾气虚

D. 心阳虚

2. 下列妇科病证，哪项与热邪无关 （　　）

A. 月经过多

B. 子肿

C. 崩漏

D. 带下过多

3. 下列病证中，哪项与气虚统摄无权有关 （    ）

A. 月经过多

B. 痛经

C. 月经过少

D. 月经后期

# 第三节　四诊

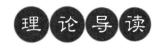

　　四诊是中医诊断的重要方法之一，即通过望、闻、问、切，从不同方面收集临床资料，有助于全面了解病情。妇科也不例外，但由于妇女有

二维码 2-3
妇科疾病的四诊

经、带、胎、产、乳等特殊的生理特点和相应的病理特点，故在妇科疾病诊断与辨证方面有其侧重之处。

## 一、望诊

　　望诊即医生运用视觉观察患者全身和局部神色、形态的变化以获得病情资料。它包括全身望诊、局部望诊、望舌象及望排出物等。《灵枢·本脏篇》曰："视其外应，以知其内脏，则知所病矣。"《难经》有"望而知之谓之神"之说。望诊可以帮助了解脏腑的虚实，精气的盛衰，对明确疾病的性质和病情的轻重有参考价值，为辨证论治提供依据，在临床治疗中有极为重要的地位。根据妇科的特点，在望诊中我们着重关注的是望月经、带下、恶露、乳房、乳汁以及阴户、阴道这些内容。

## （一）望神形

神为形之主，形乃神之舍，两者关系密切，故神形应合参。神是人体生命现象的体现，望神可以了解其精气的盛衰，判断病情的轻重和预后。

## （二）望面色

凡脏腑的虚实、气血的盛衰，皆可通过面部色泽的变化而反映于外。妇科临证常通过望面色来了解患者脏腑、气血盛衰和邪气消长的情况。此外，尚需注意观察患者面部色泽的动态变化，以推测疾病的发展变化与转归。

## （三）望唇舌

包括望口唇、望舌质、望舌苔。

### 1. 望口唇

口唇的颜色、润燥等变化主要反映脾胃的情况。

### 2. 望舌质

舌为心之苗窍，但五脏六腑通过经络、经筋都直接或间接与舌相联系，脏腑精气均上荣于舌，故脏腑的病变都反映于舌。舌质的颜色、形态、荣枯对判断正气盛衰、病邪性质和进退有重要价值。

### 3. 望舌苔

舌苔的颜色，可察病变之寒热；舌苔的厚薄，可辨邪气之深浅；舌苔的润燥，可验津液之盛衰。

### （四）望月经

包括月经的周期、经期、量、色、质的变化。月经量增多或减少、周期、经期的变化是月经病的诊断依据，而色、质则是辨证的重要依据。若量多、色鲜红，质黏稠多为血热；量过少、色淡红，质稀多为血虚；量或多或少、色紫暗，质黏稠多为血瘀。

### （五）望带下

带下量的改变是带下病的诊断依据，色、质变化是辨证依据。带下量无论是过多还是过少，皆为病态。或因湿热较重，或由脾虚、肾虚所致，临证必当详辨。带下色白，多属脾虚、肾虚；带下色黄，多属湿热或湿毒；带下色赤或赤白相间，多属血热或邪毒；带质清稀，多属脾虚、肾虚；带质稠黏，多属湿热蕴结。

### （六）望恶露

主要是针对产后妇女，恶露的量、色、质、持续时间，往往是产后病的诊断依据。恶露量多，色淡，质稀者，多为气虚；色鲜红或紫红，稠黏者，多属血热；色紫黑有块者，多为血瘀。

### （七）望乳房和乳汁

乳房的望诊可以和按诊结合，对于闭经的患者尤其需关注第二性征发育情况。同时乳房有无肿块，乳头有无凹陷、溢乳，皮肤有无异常。

### （八）望阴户、阴道

望阴户、阴道的形态、色泽和阴毛的情况。对于闭经、阴道瘙痒、白带异常等患者需要仔细检查阴道、阴户的情况。

## 二、闻诊

闻是听患者的声音（发音、语言、呼吸、咳嗽、呃逆、呕吐等）及嗅患者的气味（口气、身臭、二便、分泌物、排泄物）所包括的内容及意义。

### （一）耳听声音

听语音、呼吸、咳嗽等声音，可帮助医者判断病在何脏何腑，属虚属实。对于妊娠患者，20周之后还可用听诊器经听胎音来判断胎儿发育情况，正常情况下每分钟为110～160次。

### （二）鼻嗅气味

在妇科主要是了解月经、带下、恶露等气味。若气味腥臭，多属寒湿；气味臭秽，多属血热或湿热蕴结；气味恶臭难闻者，多属邪毒壅盛，或瘀浊败脓等病变，为临床险证。

## 三、问诊

问诊是诊察疾病的重要方法之一，通过问诊可以了解患者的起居、饮食、特殊的生活习惯等，同时了解疾病的发生、发展、治疗经过、现在的症状及其他与疾病有关的情况，为诊断提供重要依据。《素问·三部九候论》说："必审问其所始病，与今之所方病，而后各切循其脉。"妇科疾病问诊过程中，除了询问患者的年龄、主诉、现病史、既往史和个人史外，还需要关注患者月经史、带下史、婚育史。

### （一）年龄

古代医家刘河间提出的"少年治肾，中年治肝，老年治脾"，是根据妇女不同年龄的生理特点而提出的运用于妇科疾病治疗的方法。一般来说青春期常因肾气未充，易导致月经疾患。中年妇女由于胎产、哺乳，数伤于血，肝肾失养，常出现妊娠病、产后诸病。老年妇女脾肾虚衰，易发生绝经前后诸证、恶性肿瘤等。针对不同年龄段的妇女，其侧重的疾病不大相同。

### （二）主诉

主诉是患者对最主要症状或体征的叙述。是本次患者就诊最想解决的问题。在概括主诉时应当语句凝练简洁。当有两项以上主诉时，可按先后顺序列出。如"停经多少天，伴阴道流血多少天，或伴腹痛多少天"。

### （三）现病史

围绕主诉展开现病史的询问，可以了解病因或诱因、起病缓急、伴随症状，从发病至就诊时疾病发生、发展、诊疗经过与效果，以及现在有何症状等。这是全面了解疾病的重要方式。

### （四）月经史

详细询问月经情况，包括初潮年龄、月经周期、经期、经量、经色、经质及气味，经期前后的症状，末次月经情况。绝经后妇女，应了解绝经年龄及绝经前后有无不适，绝经后有无阴道流血和阴道分泌物增多及下腹肿块等情况。

### （五）带下

询问带下的量、色、质、气味以及是否伴有阴道瘙痒等。

### （六）婚产史

对已婚妇女，应问结婚年龄，配偶健康情况及性生活情况，孕产次数，有无堕胎、小产、难产、死胎，以及避孕措施等。

### （七）既往史

目的在于了解过去病史与现在妇科疾病的关系。

## （八）家族史

着重了解有无遗传性疾病、肿瘤病史等。另外，肝炎、肺结核也有一定家族性，与生活上的经常接触有关。

## （九）个人生活史

包括职业、工作环境、生活习惯、嗜好、家庭情况等。

# 四、切诊

切诊包括切脉与按察胸腹、四肢两个部分。

## （一）脉诊

### 1. 月经脉

正常情况下，月经将至，或正值经期，脉多滑利。滑脉的感觉就是应指圆滑，如珠走盘。若脉缓弱者，多属气血亏虚。

### 2. 妊娠脉

其六脉平和而滑利，按之不绝，尺脉尤甚，此属妊娠常脉。若妊娠脉现沉细而涩或尺弱，多属肾气虚衰。

### 3. 临产脉

又称离经脉。一般来说，离经脉是六脉浮大而滑，即产时尺脉转急，如切绳转珠，同时在中指本节、中节甚至末端指侧可触及动脉搏动。

### 4. 产后脉

产后冲任气血多虚，故脉多见虚缓平和。

## （二）按诊

妇科疾病的按诊，主要是按察腹部、四肢。

凡痛经、经闭、癥瘕等病，临症应按察小腹，以辨证之虚实，以察结块之有无，并审孕病之区别。若妇女经行之际，小腹疼痛拒按，多属于实；隐痛而喜按，多属于虚；诊四肢不温，小腹疼痛，喜热喜按，多属虚寒。若察得小腹内有结块，则为癥瘕之病，其结块坚硬，推之不动，按之痛甚者，为血瘀；其结块不硬、推之可移，按之可散者，为气滞。

若四肢冷凉，多为阳虚、气虚；若手足心热，则属阴虚内热之象。妊娠肿胀者，临诊常按下肢。若按小腿胫骨前部凹陷明显，甚或没指者，多属水盛肿胀；按之压痕不显，随手而起者，属气盛肿胀。

凡孕妇产前检查，应按察腹部。

# 第四节　辨证

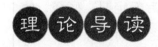

二维码 2-4
妇科疾病的辨证

妇科疾病的辨证要点是根据经、带、胎、产的临床特征，结合全身症状、舌苔、脉象，按照阴阳、表里、寒热、虚实八纲辨证的原则，来确定证型诊断。因此对妇科疾病的辨证，必须从局部到整体进行全面综合分析，才能辨别脏腑、气血的病变性质，做出正确诊断，为治疗提供可靠的依据。

## 一、常用辨证方法

在妇科疾病中我们常采用的辨证方法是脏腑辨证和气血辨证。

### （一）脏腑辨证

脏腑辨证是以脏腑的生理、病理为基础进行的辨证分析，以便掌握各脏腑病变的证候特征。五脏中与妇科疾病关系最为密切的是肝脾肾三脏（表2-1）。

表 2-1　妇科病五脏辩证

| 脏腑辨证 | 常见临床表现 | 常见证型 | 导致疾病 |
|---|---|---|---|
| 肾病辨证 | 头晕耳鸣，腰膝酸软 | 主要是虚证表现，有肾气虚、肾阴虚、肾阳虚、肾阴阳两虚 | 月经先期、月经后期、月经先后无定期、崩漏、闭经等 |
| 肝病辨证 | 胸胁、乳房、少腹胀痛，烦躁易怒，随情志变化而变化 | 常有实证和虚实夹杂的表现，有肝气郁结、肝郁化火、肝经湿热、肝阳上亢、肝风内动等 | 月经先期、月经先后无定期、痛经、闭经、崩漏等 |
| 脾病辨证 | 脘腹胀满、不思饮食、倦怠乏力、脾虚泄泻、面色萎黄 | 主要是虚证或虚中夹实的表现，有脾气虚、脾阳虚、脾虚湿盛等 | 月经先期、月经后期、月经过多、经行泄泻、带下病等 |

| 脏腑辨证 | 常见临床表现 | 常见证型 | 导致疾病 |
|---|---|---|---|
| 心病辨证 | 心悸心烦，少寐多梦，神志失常 | 在妇科临床上的证型较为少见 | 脏躁、绝经前后诸证、妊娠小便淋痛等 |
| 肺病辨证 | 咳嗽喘满 | 在妇科临床上证型也较少见 | 经行吐衄、妊娠咳嗽、妊娠小便不通、产后小便不通等 |

## 1. 肾病辨证

肾为先天之本，为元阴元阳之根，主藏精，其所藏之精气是人体生长发育和生殖的根本。肾开窍于耳，肾主骨、生髓。在《灵枢·海论》说："髓海不足，则脑转耳鸣，胫痠眩冒，目无所见，懈怠安卧。"所以肾病辨证中，常有"头晕耳鸣，腰膝酸软"的表现。

在妇科临床上肾病辨证主要是虚证表现，有肾气虚、肾阴虚、肾阳虚、肾阴阳两虚。可导致月经先期、月经后期、月经先后无定期、崩漏、闭经等。

## 2. 肝病辨证

肝藏血，司血海，主疏泄，喜条达，具有贮藏和调节血量的作用，故肝血的盛衰、肝气的疏泄功能对胞宫的生理功能和病理变化都有着重要影响。尤其是现代人随着生活节奏的增快，情志所致的疾病越来越常见。在肝病辨证多有"胸胁、乳房、少腹胀痛，烦躁易怒，随情志变化而变化"的表现。

肝病在妇科临床上常有实证和虚实夹杂的表现，有肝气郁结、肝郁化火、肝经湿热、肝阳上亢、肝风内动等。可导致月经先期、月经先后无定期、痛经、闭经、崩漏等。

### 3. 脾病辨证

脾为后天之本，为气血生化之源，脾主统血，主运化，妇女以血为本，月经、胎孕、哺乳均以血为用。在《素问·太阴阳明论》说："今脾病不能为胃行其津液，四肢不得禀水谷气，气日已衰，脉道不利，筋骨肌肉皆无气以生，故不用焉。"所以脾病辨证多有"脘腹胀满、不思饮食、倦怠乏力、脾虚泄泻、面色萎黄"的表现。

脾病在妇科临床上主要是虚证或虚中夹实的表现，有脾气虚、脾阳虚、脾虚湿盛等。可导致月经先期、月经后期、月经过多、经行泄泻、带下病等。

### 4. 心病辨证

心藏神，主血脉，胞脉属心，心与小肠相表里，在气为火。《素问·调经论》说："心藏神……神有余则笑不休，神不足则悲。"所以心病多有"心悸心烦，少寐多梦，神志失常"的表现。

心病在妇科临床上的证型较为少见，主要见于脏躁、绝经前后诸证、妊娠小便淋痛等。

### 5. 肺病辨证

肺主气，主肃降，肺开窍于鼻，通调水道，朝百脉，在气为燥。肺病多有"咳嗽喘满"的表现，依其阴虚肺燥，肃降失职，肺气失宣等变化各有兼症可凭。

肺病在妇科临床上证型也较少见，主要见于经行吐衄、妊娠咳嗽、妊娠小便不通、产后小便不通等。

### （二）气血辨证

除脏腑辨证外，气血辨证在妇科中也常用。妇女这一生在不同时期气血之间是处于不平衡的状态，相对来说是"血不足，气有余"。气和血两者的病变是互相影响的，或气病及血或血病及气，以致产生各种病变，所以在辨证时要分析气病为主和血病为主的不同情况。

### 1. 气病辨证

（1）气虚证：气虚证在妇科疾病中最为常见，以全身功能活动低下为主要特征。常常表现为"气短懒言，神疲乏力"，一派虚象。可导致月经先期、月经过多、崩漏、胎动不安、阴挺等。

（2）气陷证：气虚证进一步发展可引起气陷证，在气虚证的基础上，会有头晕目眩、小腹空坠等症，导致崩漏、阴挺等。

（3）气滞证：以全身或局部的气机不畅与阻滞为主要特征，与精神情志不舒密切相关。常见"胸闷不舒，胁肋胀痛，喜叹息"的表现。气滞可引起痛经、经行乳房胀痛、缺乳、癥瘕等病。

（4）气逆证：气滞证进一步发展可出现气逆证，在气滞证的基础上，兼见咳逆喘息或恶心呕吐等症，引起妊娠恶阻（表2-2）。

表2-2　妇科病中气病辨证

| 气病辨证 | 临床特点 | 临床表现 | 导致疾病 |
|---|---|---|---|
| 气虚证 | 全身功能活动低下 | 气短懒言，神疲乏力 | 月经先期、月经过多、崩漏、胎动不安、阴挺等 |
| 气陷证 | 气虚证进一步发展而来 | 头晕目眩、小腹空坠 | 崩漏、阴挺等 |
| 气滞证 | 全身或局部的气机不畅与阻滞，与精神情志不舒密切相关 | 胸闷不舒，胁肋胀痛，喜叹息 | 痛经、经行乳房胀痛、缺乳、癥瘕等 |
| 气逆证 | 气滞证进一步发展而来 | 咳逆喘息，或恶心呕吐 | 妊娠恶阻等 |

### 2. 血病辨证

（1）血虚证："妇女以血为本"，故血虚证在妇科疾病中十分常见。以血虚不荣、全身虚弱为主要特征。常见"头晕眼花，心悸少寐，皮肤不润，面色苍白"等症。可导致月经后期、月经过少、闭经、胎萎不长等。

（2）血瘀证：离经之血，血行不畅可引起血瘀，常见"刺痛拒按，痛有定处，舌紫暗或有瘀斑、瘀点，脉沉涩或弦涩"的表现，可引起崩漏、闭经、痛经、产后腹痛、产后恶露不绝、癥瘕等病。

（3）血热证："血热破血妄行"在临床中常见一派热

象，如"心胸烦闷，渴喜冷饮，小便黄赤，大便秘结"，血热常导致月经先期、月经过多、崩漏、产后恶露不绝等。

（4）血寒证："寒主收引""寒主凝滞"，常见"小腹绞痛或冷痛、得温痛减，畏寒肢冷，面色青白"等症。血寒常引起月经后期、月经过少、痛经、闭经等（表2-3）。

表2-3　妇科病血病辨证

| 血病辨证 | 临床特点 | 临床表现 | 导致疾病 |
|---|---|---|---|
| 血虚证 | 血虚不荣、全身虚弱 | 头晕眼花，心悸少寐，皮肤不润，面色苍白 | 月经后期、月经过少、闭经、胎萎不长等 |
| 血瘀证 | 离经之血，血行不畅 | 刺痛拒按，痛有定处，舌紫暗或有瘀斑、瘀点，脉沉涩或弦涩 | 崩漏、闭经、痛经、产后腹痛、产后恶露不绝、癥瘕等 |
| 血热证 | 血热破血妄行 | 心胸烦闷，渴喜冷饮，小便黄赤，大便秘结 | 月经先期、月经过多、崩漏、产后恶露不绝等 |
| 血寒证 | 寒主收引、寒主凝滞 | 小腹绞痛或冷痛、得温痛减，畏寒肢冷，面色青白 | 月经后期、月经过少、痛经、闭经等 |

脏腑辨证和气血辨证是相互联系的。如肝血虚、脾气虚、肾气虚等，在临床中需要将其紧密结合。

## 二、辨证要点

由于妇科疾病中的经、带、胎、产尤为重要。故针对月经病、带下病、妊娠病和产后病的辨证要点展开论述。

### （一）月经病

月经病的辨证，以月经的期（包括周期和经期）、量、色、质的变化结合全身症状、舌脉作为辨证的依据。月经提前、量多、色淡质稀，伴神疲乏力，多为气虚；月经延后、量少、色淡红质稀，伴头晕眼花，大多为血虚；月经量多或日久不止、色深红质稠，多为血热；月经延后、量少，喜温畏寒，多为血寒；月经量多、色紫暗、质稠有血块，大多为血瘀。

### （二）带下病

带下病的辨证，应以带下量、色、质、气味的变化结合全身症状、舌脉作为辨证依据。带下量过多、过少均为病态。就带下性状来辨，一般而论，量多、色淡、质稀为虚证；量多、色黄、质稠、有秽臭的为实证。带下量多、色黄、质黏腻、有臭味，多为湿热；赤白带下、五色带、质稠如脓样，有臭味甚或腐臭难闻，多为湿毒；带下量明显减少，甚至阴中干涩无带，大多为肾精亏虚、天癸早竭、任带虚损。

## （三）妊娠病

妊娠病的辨证，首先要分辨是胎病及母还是母病动胎；其次要辨明胎儿情况，以明确可安胎还是下胎益母；再者根据妊娠病不同临床主症的特点，结合全身兼症、舌脉征象和体质等因素进行辨证。例如，妊娠恶阻应根据主症呕吐的特点，即呕吐物的颜色、气味、性状进行分析，一般呕吐清涎，色浅味淡，多属脾虚；呕吐物夹有痰涎，伴中脘痞满，舌苔厚腻，多为脾虚夹痰；呕吐物酸苦，伴口干，舌苔黄腻，多属肝胃郁热。

## （四）产后病

多虚多瘀为产后病机特点，因此产后病辨证应四诊八纲结合"产后三审"，即一审小腹痛与不痛，以辨恶露有无停滞；二审大便通与不通，以验津液之盛衰；三审乳汁与饮食多少，以察胃气的强弱。此外，亦应根据产后病不同临床主症的特点，结合全身脉症进行综合分析。

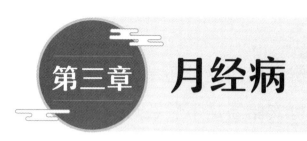

# 第三章 月经病

# 第一节 月经先期

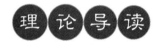

月经周期提前 7 天以上，甚至 10 余天一行，连续 3 个周期及以上者，称为"月经先期"，亦称"经期超前""经行先期""经早""经水不及期"等。

二维码 3-1
月经先期

## 一、病因病机

本病的病因病机主要是气虚和血热。气虚包括脾气虚和肾气虚，气虚则统摄无权，冲任不固，经血失统；血热包括阳盛血热、阴虚血热和肝郁血热，热扰冲任，血海不宁，迫血妄行均可使月经提前而至（图 3-1）。

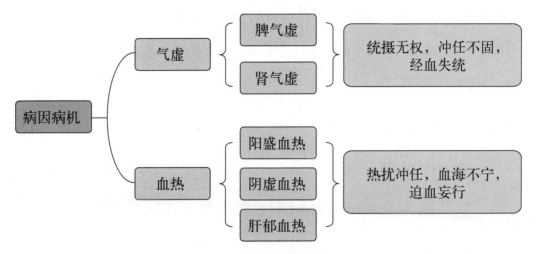

图 3-1　月经先期的病因病机

## 二、诊断要点

（一）诊断

### 1. 病史

有血热病史或平素嗜食辛辣，或有情志内伤等病史。

### 2. 症状

月经周期提前 7 天以上，甚至 10 余天一行，连续 3 个周期及以上。

### 3. 辅助检查

基础体温（BBT）监测呈双相型，但黄体期少于 11 天，或排卵后体温上升缓慢，上升幅度 < 0.3℃；月经来潮 12 小时内诊断性刮宫，子宫内膜腺体分泌不良。

（二）鉴别诊断

和经间期出血进行鉴别。后者发生在两次月经之间，出血量较月经量少，持续数小时至 2 ～ 7 天自行停止，或为带下中夹有血丝。基础体温（BBT）和月经来潮 12 小时内诊断性刮宫有助于鉴别。

### （三）预后转归

本病治疗得当，预后较好。若伴经量过多、经期延长者，进一步可发展为崩漏，使病情反复难愈，故应积极治疗。

## 三、辨证论治

### （一）辨证要点

月经先期的辨证重在观察月经量、色、质的变化，并结合全身证候及舌脉，辨其虚、实、热。

### （二）治疗原则

本病的治疗原则重在调经止血。

### （三）分型论治

月经先期的分型论治见表 3-1。

表 3-1　月经先期的分型论治

| 证型 | | 经量 | 经色 | 经质 | 伴随症状 | 舌脉 | 治法 |
|---|---|---|---|---|---|---|---|
| 气虚 | 脾气虚证 | 多 | 淡红 | 清稀 | 神疲肢倦，气短懒言，小腹空坠，纳少便溏 | 舌淡红，苔薄白，脉细弱 | 补脾益气，摄血调经 |
| | 肾气虚证 | 或多或少 | 淡暗 | 清稀 | 腰膝酸软，头晕耳鸣，面色晦暗或有暗斑 | 舌淡暗，苔白润，脉沉细 | 补益肾气，固冲调经 |

| 证型 | | 经量 | 经色 | 经质 | 伴随症状 | 舌脉 | 治法 |
|------|------|------|------|------|----------|------|------|
| 血热 | 阳盛血热证 | 多 | 深红或紫红 | 黏稠 | 心烦，面红口干，小便短黄，大便燥结 | 舌质红，苔黄，脉数或滑数 | 清热凉血调经 |
| | 阴虚血热证 | 或少或多 | 红 | 稠 | 五心烦热，两颧潮红，咽干口燥 | 舌质红，苔少，脉细数 | 养阴清热调经 |
| | 肝郁血热证 | 或多或少 | 紫红 | 黏稠有块 | 胸胁、乳房胀痛，烦躁易怒，或少腹胀痛，口苦咽干 | 舌质红，苔薄黄，脉弦数 | 疏肝清热，凉血调经 |

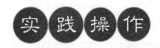

## 一、实践操作要点

### （一）治法

本病的治疗以调经止血为原则，针对病因病机或补或疏或清或摄，以达到恢复月经周期的目的。

### （二）手法

推法、一指禅推法、摩法、拨法、擦法、拿法、按揉法等。

### （三）主要穴位

肝俞、脾俞、肾俞、关元、血海、三阴交等穴。

（四）基本操作

（1）患者俯卧位，医生站于床的一侧：

① 掌推或一指禅推法作用于背部两侧膀胱经第 1 侧线 3～5 遍；按揉肝俞、脾俞、肾俞，每穴 1～2 分钟。

② 掌按揉背腰部及骶部 3～5 分钟，并轻拨腰部两侧肌肉 3～5 次；小鱼际擦两侧肾俞及腰骶部，以透热为度。

③ 拿下肢 3～5 遍，以小腿为重点；按揉涌泉 1～2 分钟。

（2）患者仰卧位，医生站于床的一侧：

① 双掌交替推腹部 5～7 遍；顺时针摩小腹 5 分钟；按揉中脘、关元，每穴 1～2 分钟。

② 掌揉大腿内侧、小腿内外侧；按揉血海、足三里、三阴交，每穴 1～2 分钟。

（3）患者端坐位，医生站其后侧：拿颈项及肩部 3～5 遍，拿肩井 5～7 次。

（五）辨证加减

1. 血热证

阳盛血热者，加掌推大椎至长强数遍；按揉曲池、合谷各 1～2 分钟。阴虚血热者，加推涌泉；按揉然谷、太溪各 1 分钟左右。肝郁血热者，加双掌搓摩两胁数遍；按揉行间、地机各 1 分钟左右。

2. 气虚证

脾气虚者，加捏脊 3～5 遍；按揉脾俞、胃俞各 1 分钟左右。肾气虚者，加小鱼际擦命门1～3分钟；按揉肾俞、脾俞、照海各1分钟左右。

## 二、实践视频教学

二维码 3-2　月经先期操作

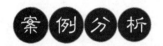

### 案例一　脾气虚证

王女士，30岁，已婚，2023年4月5日初诊。主诉：月经提前7～10日3月余。现病史：患者既往月经规律，6/30天，量中，色红，无血块，经期无不适。3月前劳累后月经提前10日而至，量多，色淡红，质稀，经期7天；感四肢乏力，气短懒言，纳差，大便稀，小便正常。

既往史：既往体健。

体格检查：内科查体及妇科查体未见明显异常。舌质淡红，苔薄白，脉细数无力。

理化检查：盆腔B超未发现异常，基础体温（BBT）双相。

**1.** 综合四诊要点对本病进行辨病辨证及分析。

中医诊断：

证型：

辨证分析：

**2.** 针对本案的手法治疗方案。

## 案例二 肾气虚证

罗某某，48 岁，已婚，2022 年 6 月 23 日初诊。主诉：月经提前 2 年余。现病史：患者 2 年来月经提前 7～10 天，行经 7 天左右，血量少，色暗淡，质稀，经期时有腰膝酸软，头晕，无耳鸣，纳可，二便调。

既往史：既往盆腔炎病史。

体格检查：舌质淡暗，苔薄白，脉沉细。

理化检查：未查。

**1.** 综合四诊要点对本病进行辨病辨证及分析。

中医诊断：

证型：

辨证分析：

**2.** 针对本案的手法治疗方案。

## 案例三 阳盛血热证

黄某，35 岁，已婚，2020 年 8 月 6 日初诊。主诉：月经周期提前已有 1 年余，加重 2 月。现病史：患者一年前出现月经提前 1 周左右，经期 5～7 天，量多，色鲜红，质黏稠伴有血块，至当地医院妇科检查子宫、卵巢、附件等没有实质性异常，吃中西药（具体不详）治疗，疗效不显。近2个月无明显诱因出现月经提前10～11天，量多，色鲜红，持续时间7天左右，伴有面色偏红，自觉心烦，平素汗出明显，怕热，喜冷饮，小便色黄，大便燥结，3～4日一行。

既往史：既往体健。

体格检查：内科查体及妇科查体未见明显异常。舌红，苔黄，脉数。

理化检查：子宫、卵巢、附件等未发现异常。

**1. 综合四诊要点对本病进行辨病辨证及分析。**

中医诊断：

证型：

辨证分析：

**2. 针对本案的手法治疗方案。**

## 案例四　阴虚血热证

秦某，39岁，已婚，2021年10月20日初诊。主诉：月经提前1年余。现病史：患者近1年来月经周期提前，一般提前8天左右，量多色暗红，质稠。望其面色，颧部稍有淡红，每逢经期，五心烦热，自觉潮热，眠差，不易入睡，纳尚可，二便调。

既往史：既往体健。

体格检查：妇科查体无殊。舌质红，苔少，脉细数。

理化检查：未查。

**1.** 综合四诊要点对本病进行辨病辨证及分析。

中医诊断：

证型：

辨证分析：

**2.** 针对本案的手法治疗方案。

## 案例五　肝郁化热证

刘某，女，18 岁，学生，2022 年 8 月 18 日初诊。主诉：月经先期 6 个月。患者 13 岁月经初潮，每次经量偏多。自高三开始后，情志不舒，急躁易怒，于 2022 年 3 月开始月经提前来潮，每次提前 7～12 天，临近高考月经再次提前 10 天，且血来如涌。当地医院妇科诊断为"功能性子宫出血"，用相关药物（具体不详）治疗后，阴道流血减少，月经周期仍然提前而至，前来就诊。现经色鲜红，夹有少量血块，头晕心烦易怒，少腹时痛，偶有乳房胀痛，口苦咽干，大便偏干，尿黄。

既往史：既往体健。

体格检查：内科查体及妇科查体未见明显异常。舌质红，苔薄黄，脉弦数。

理化检查：子宫 B 超未见明显异常。

**1.** 综合四诊要点对本病进行辨病辨证及分析。

中医诊断：

证型：

辨证分析：

**2. 针对本案的手法治疗方案。**

**预防调护**

1. 合理饮食，不宜过食肥甘滋腻、寒凉生冷、辛辣助阳之品，以免损伤脾胃，或生热灼血。

2. 注意调畅情志，保持心情愉快，避免忧思郁怒，损伤肝脾，或七情过度，五志化火，冲任蕴热，而致月经先期。

3. 注意经期卫生，避免劳累或剧烈运动，以免损伤脾气，统摄无权而致病。

4. 节制房事，计划生育，以免耗损精血。

5. 本病若伴有经量过多，经期延长，宜及早配合其他有效止血疗法，以防发展成为崩漏。

**知识拓展**

骆氏腹诊推拿是我国主要推拿学术流派之一，发源地在河北省武邑县，创立者是河北武邑人骆化南（字奉举，1846—1929 年），骆式腹诊推拿术在国内外推拿按摩学术界具有较大的影响。骆式腹诊推拿术从不同证型论述了月经先期的治疗。

血热型：施摩法于不容、承满、阳纲、意舍以激发气血；推腹部的石关、腹哀，向下推经大横、神阙，至水道、关元以温煦任脉气血；摩下腹部之阴交、中注、关元、气海，至曲骨、横骨，同时摩肩背部腧穴以调畅腹背部经气；施搓法于阴廉、足五里、血海、阴陵泉至三阴交以滋阴清热；按压太溪、水泉以清热凉血。

气虚型：点按中脘、下脘、水分、气海、关元、曲骨以补益任脉气血；施摩法于大横、腹结、天枢、外陵以温煦腹部气血；拿提关门、太乙、滑肉门、天枢、水道、归来以调畅气机；点按照海、然谷、隐白、悬钟以补气摄血。诸法相配共奏补益脾胃、调理冲任气血之功，使月事正常。

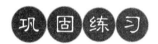

## 一、单选题

1. 月经先期的常见病因病机是 （　　　）。

A. 血瘀和血热

B. 气虚和血瘀

C. 气虚和血热

D. 气滞和血热

2. 气虚型月经先期的治疗原则是 （　　　）。

A. 清热凉血调经

B. 养阴清热调经

C. 疏肝清热调经

D. 补气摄血调经

3. 月经先期见经血量多，色淡红，质清稀，舌淡红，苔薄白者，多为 （　　　）。

A. 阳盛血热型

B. 阴虚血热型

C. 肝郁血热型

D. 气虚型

4. 李某，女，29岁。近三个月来，月经周期均提前，常20天一行，量时多时少，经色深红，有血块；乳房胀痛，烦躁易怒；舌红，苔薄黄，脉弦数，为月经先期的（　　）型。

A. 阳盛血热

B. 阴虚血热

C. 肝郁血热

D. 气虚

5. 月经先期的治疗原则是（　　）。

A. 调经止血

B. 清热、益气、固冲

C. 疏肝理气

D. 活血化瘀

二、判断题

1. 血寒、血虚可导致月经先期。（　　）

2. 月经先期的血热包括了阳盛血热、阴虚血热、肝郁血热。（　　）

三、简答题

简述月经先期中的阳盛血热证的临床表现。

# 第二节　月经后期

二维码 3-3

月经后期

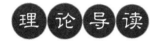

　　月经周期延长 7 天以上，甚至 3～5 个月一行，连续出现 3 个周期及以上，称为"月经后期"，亦称"经行后期""月经延后""经迟"等。

## 一、病因病机

　　本病主要发病机制是精血不足，或邪气阻滞，致冲任不充或阻滞，血海不能按时满溢，遂致月经后期（图 3-2）。

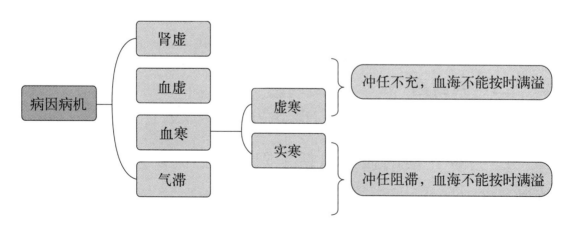

图 3-2　月经后期的病因病机

## 二、诊断要点

### （一）诊断

#### 1. 病史

禀赋不足，或有感寒饮冷，情志不遂史。

#### 2. 症状

月经周期延后 7 天以上，甚至 3～5 个月一行，连续出现 3 个月经周期及以上。

#### 3. 辅助检查

卵巢功能测定及 B 超检查有助于了解子宫、卵巢的发育和病变。

### （二）鉴别诊断

#### 1. 早孕

育龄期妇女月经过期未来，应首先排除妊娠。早孕者，月经多由正常而突然停经，有早孕反应；妇科检查子宫体增大、变软，宫颈着色；妊娠试验阳性； B 超盆腔扫描可见子宫腔内有孕囊。月经后期则无以上表现，且以往多有月经不调病史。

#### 2. 月经先后无定期

均为月经周期异常的病变。月经先后无定期表现为月经时而提前，时而错后 1～2 周。本病只表现为月经延后，往往伴有月经过少。

## （三）预后转归

本病常与月经量少兼见，治疗及时得当，预后较好，否则可发展为闭经。

## 三、辨证论治

### （一）辨证要点

月经后期的辨证重在观察月经量、色、质的变化，并结合全身证候及舌脉，辨其虚、实、寒、热。

### （二）治疗原则

本病的治疗原则重在调理冲任、疏通胞脉。

### （三）分型论治

月经后期的分型论治见表 3-2。

表 3-2　月经后期的分型论治

| | 证型 | 经量 | 经色 | 经质 | 伴随症状 | 舌脉 | 治法 |
|---|---|---|---|---|---|---|---|
| 虚证 | 肾虚证 | 少 | 暗淡 | 清稀 | 腰膝酸软，头晕耳鸣，面色晦暗 | 舌淡，苔薄白，脉沉细 | 补肾助阳，养血调经 |
| | 血虚证 | 少 | 淡 | 稀 | 小腹绵绵作痛，头晕眼花，心悸失眠，面色苍白或萎黄 | 舌质淡，苔薄，脉细弱 | 补血填精，益气调经 |
| | 虚寒证 | 少 | 淡 | 稀 | 小腹隐痛，喜暖喜按，腰膝酸软，小便清长，大便溏薄 | 舌质淡，苔白，脉沉迟或细弱 | 温阳散寒，养血调经 |

| 证型 | | 经量 | 经色 | 经质 | 伴随症状 | 舌脉 | 治法 |
|---|---|---|---|---|---|---|---|
| 实证 | 实寒证 | 少 | 暗 | 有血块 | 小腹冷痛，得热痛减，畏寒肢冷，或面色青白 | 舌质暗，苔白，脉沉紧 | 温经散寒，活血调经 |
| | 气滞证 | 少或正常 | 暗红 | 有血块 | 小腹胀痛，胸胁、乳房胀痛 | 舌质正常或红，苔薄白或微黄，脉弦或弦数 | 理气行滞，和血调经 |

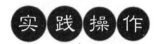

## 一、实践操作要点

### （一）治法

本病的治疗原则为调理冲任、疏通胞脉，虚证治以补肾养血或温经养血；实证治以理气行滞；虚实夹杂证，应分别主次而兼治之。

### （二）手法

推法、一指禅推法、摩法、拨法、擦法、拿法、按揉法等。

### （三）主要穴位

肝俞、脾俞、肾俞、关元、血海、三阴交等穴。

（四）基本操作

（1）患者俯卧位，医生站于床的一侧：

① 掌推或一指禅推法作用于背部两侧膀胱经第 1 侧线 3～5 遍；按揉肝俞、脾俞、肾俞，每穴 1～2 分钟。

② 掌按揉背腰部及骶部 3～5 分钟，并轻拨腰部两侧肌肉 3～5 次；小鱼际擦两侧肾俞及腰骶部，以透热为度。

③ 拿下肢 3～5 遍，以小腿为重点；按揉涌泉 1～2 分钟。

（2）患者仰卧位，医生站于床的一侧：

① 双掌交替推腹部 5～7 遍；顺时针摩小腹 5 分钟；按揉中脘、关元，每穴 1～2 分钟。

② 掌揉大腿内侧、小腿内外侧；按揉血海、足三里、三阴交，每穴 1～2 分钟。

（3）患者端坐位，医生站其后侧：拿颈项及肩部 3～5 遍，拿肩井 5～7 次。

（五）辨证加减

**1. 肾虚证**

加掌摩气海、关元 3 分钟左右；按揉肾俞、太溪各 1 分钟左右。

**2. 血虚证**

加捏脊 5～7 遍；按揉脾俞、膈俞各 1 分钟左右。

**3. 血寒证**

虚寒者，加小鱼际擦命门 1～3 分钟；掌摩气海、关元

3 分钟左右；按揉归来、百会各 1 分钟左右。实寒者，加掌摩小腹部 3～5 分钟；按揉归来、水道各 1 分钟左右；掌擦背部督脉路线数遍，掌擦八髎部位，以温热为度。

### 4. 气滞证

加双掌搓摩两胁数遍；按揉期门、太冲各 1 分钟左右。

## 二、实践视频教学

二维码 3-4　月经后期操作

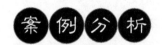

### 案例一　肾虚证

池某，女，34 岁，已婚，2019 年 5 月 7 日初诊。主诉：月经后期伴月经量少 2 年，加重 6 月。患者自述 2 年前做第 3 次人流术后，月经明显少于正常，1～2 天即净，用卫生纸半包左右，且经色暗淡、经期延后 10～15 天不等。近 6 个月来常 50～60 天来潮，经量更少，有时见红即净，不需用纸。时感头晕乏力，腰酸腿软，且日渐消瘦，体重由 2 年前的 64 千克减为现在的 49 千克。

既往史：人流术 3 次。

体格检查：面色晦暗，目眶微暗，形体较瘦，舌淡，苔薄白，脉沉细。

妇检：外阴阴道正常，轻度宫颈柱状上皮异位，子宫体水平位，大小正常，双侧附件（一）。

理化检查：暂缺。

**1. 综合四诊要点对本病进行辨病辨证及分析。**

中医诊断：

证型：

辨证分析：

**2. 针对本案的手法治疗方案。**

## 案例二　血虚证

胡女士，女，24 岁，未婚。2022 年 7 月 11 日初诊。主诉：月经周期延长 8 年。现病史：患者月经初潮年龄 14 岁，周期规律。16 岁时无明显诱因下出现月经推迟，周期不定，大于 45 天，曾服用黄体酮治疗。此次月经已 3 月未行。患者体型偏瘦，面色萎黄，面部有痤疮。纳眠可，便秘，小便调。

既往史：体健。

体格检查：神清，精神可，体型偏瘦。心、肺、腹及妇科查体未见异常。舌红苔薄白，脉沉细。

理化检查：LH 21.3mIU/mL，FSH 5.24mIU/mL，$E_2$ 39pg/mL，PRL、睾酮均正常。B 超：子宫附件未见明

显异常。

**1. 综合四诊要点对本病进行辨病辨证及分析。**

中医诊断：

证型：

辨证分析：

**2. 针对本案的手法治疗方案。**

## 案例三　虚寒证

刘某某，女，34 岁，已婚，2017 年 3 月 30 日初诊。主诉：月经后期 1 年。现病史：患者于 2016 年 3 月以来，月经期滞后较明显，40 多天一潮，末次月经 2 月 27 日，4 天干净。现小腹隐痛，喜按喜暖，经色淡红，血量少，质稀，小便清长，大便稀溏，面色淡白。

既往史：体健。

体格检查：子宫体稍小，活动性好。左侧附件增粗似手指，压痛明显，活动性差，右侧无异常。舌淡，苔薄白，脉沉迟无力。

理化检查：未查。

**1. 综合四诊要点对本病进行辨病辨证及分析。**

中医诊断：

证型：

辨证分析：

**2. 针对本案的手法治疗方案。**

## 案例四　实寒证

张某，女，23 岁，未婚。2019 年 3 月 19 日初诊。主诉：月经后期 8 个月。现病史：患者 14 岁初潮后，经行一直正常，经期 3～4 天。自去年 6 月起月经逐渐延后，一般推后 7～15 天，有时甚至 2 月行经 1 次，有时不用药即不潮。经期腹部冷痛拒按，得热则减。末次月经 2 月 28 日来潮，2 天净，经量少，经色暗红，畏寒肢冷，面色苍白。

既往史：既往体健。

体格检查：舌淡暗，苔白，脉沉紧。

理化检查：超声提示子宫及附件未见明显异常。

**1. 综合四诊要点对本病进行辨病辨证及分析。**

中医诊断：

证型：

辨证分析：

**2. 针对本案的手法治疗方案。**

## 案例五　气滞证

魏某，女，45 岁，已婚。2018 年 9 月 17 日初诊。主诉：月经后期 3 年。现病史：患者近 3 年来月经常常 40 多天而至，量少色紫暗有块。平时常感小腹疼痛，经期则少腹胀痛加剧。平素情绪易激动，眠差伴心烦、多梦。

既往史：肺结核病史。

体格检查：形体略胖，颜面暗红，毛发稀疏，言谈急躁。舌红，边有少许瘀斑，苔薄黄，脉弦数。

理化检查：子宫B超示子宫萎缩，子宫内膜结核伴右侧输卵管积水。

**1. 综合四诊要点对本病进行辨病辨证及分析。**

中医诊断：

证型：

辨证分析：

**2. 针对本案的手法治疗方案。**

### 预防调护

1. 经前及经期适寒温，避免冒雨涉水，过食寒凉生冷之品。

2. 经期注意调节情志，保持心情愉快，避免精神刺激，或七情过度。

3. 搞好计划生育，选择有效的避孕措施，以免因人流或产育过多，耗伤精血，损伤冲任。

### 知识拓展

将火罐疗法应用于月经后期的治疗是临床医师在实践中创新的结果。火罐的前身是古时的砭法，随着时间的推移及现代科技的发展，其材质从石器、兽角和竹筒，到金属和陶制品再到现在的玻璃、塑料材质，操作逐渐变得更简便。火罐疗法是一种通过负压作用，吸附于一定的腧穴或经络循行部位，使其局部充血，排除毒素，改善机体循环的自疗疗法。魏娜对月经后期的治疗提出了两点思考：①从解剖讲，腹部是卵巢子宫在体表的影射区；②从经络讲，下腹部的气海、归来、关元均是治疗妇科疾病的常用穴。她运用腹部走罐的方法治疗 40 例月经后期患者，结果显示总有效率为 87.5％。张欢运用针刺配合腰背部走罐治疗肝郁气滞型月经后期，结果发现与单纯针刺相对比，针刺配合腰背部走罐疗法的治疗效果更优。这说明，火罐疗法不仅对治疗月经后期有效，还可以加强其他疗法的治疗效果。

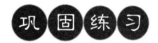

## 一、单选题

1. 下列属于月经后期的是（　　　）。

A. 月经周期错后 3 天

B. 月经周期错后 5 天，连续 3 个月经周期

C. 月经周期错后 8 天，连续 2 个月经周期

D. 月经周期错后 8 天，连续 3 个月经周期

2. 某女，月经后期，量少色暗有块，小腹冷痛喜暖，畏寒肢冷，苔白，脉沉紧，证属（　　　）。

A. 血瘀型

B. 虚寒型

C. 实寒型

D. 气滞型

3. 吕某，21 岁。月经周期延后 1 年，量少，色淡质稀；小腹空痛，头晕眼花，心悸失眠，面色苍白或萎黄；舌质淡，苔薄，脉细弱。属于月经后期的 （　　）型。

A. 实寒

B. 虚寒

C. 血虚

D. 气滞

4. 有关虚寒型月经后期的临床表现叙述正确的是 （　　）。

A. 月经周期延后，量少，经色紫暗有块；小腹冷痛拒按，得热痛减，畏寒肢冷，面色苍白；舌质暗，苔白，脉沉紧

B. 月经周期延后，量少，色质淡稀；小腹隐痛，喜暖喜按，腰酸无力，面色苍白，小便清长，大便溏薄；舌淡，苔白，脉沉迟无力

C. 月经周期延后，量少，色淡质稀；小腹空痛，头晕眼花，心悸失眠，面色苍白或萎黄；舌质淡，苔薄，脉细弱

D. 月经周期延后，量少，经色暗红，或有血块；小腹胀痛，胸胁乳房胀痛；舌苔正常，脉弦

5. 患者近 3 个月经期延后，量少，色淡，质稀，头晕气短，腰膝酸软，性欲淡漠，小腹隐痛，喜暖喜按，大便溏泄，小便清长，舌淡，苔白，脉沉迟无力。其治法

是 （　　）。

    A. 温肾助阳，养血调经

    B. 扶阳祛寒，养血调经

    C. 散寒祛瘀，活血调经

    D. 温中散寒，补血调经

## 二、简答题

简述月经后期的鉴别诊断。

# 第三节　月经先后不定期

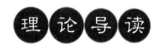

月经周期或提前或延后 7 天以上，连续 3 个月经周期及以上者，称为"月经先后无定期"，又称"经水先后无定期""月经愆期""经乱"等。

二维码 3-5
月经先后不定期

## 一、病因病机

本病的发病机制主要是肝肾功能失常，冲任失调，血海蓄溢无常（图 3-3）。

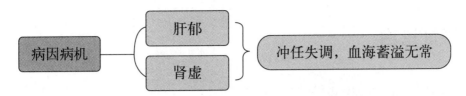

图 3-3　月经先后不定期的病因病机

## 二、诊断要点

### （一）诊断

#### 1. 病史

患者有情志内伤或慢性疾病等病史。

#### 2. 症状

月经周期提前或错后 7 天以上，并连续出现 3 个周期及以上，一般经期正常，经量或多或少或正常。

#### 3. 辅助检查

子宫大小正常或偏小。B 超检查、卵巢功能测定及内分泌激素测定有助于诊断。

### （二）鉴别诊断

崩漏：崩漏是以月经周期、经期、经量均发生异常，并同时出现阴道出血或量多如注，或淋漓不断。本病以月经周期紊乱为特征，一般经期正常，经量变化不大。

### （三）预后转归

本病若伴有经量增多及经期延长，常可发展为崩漏。

## 三、辨证论治

### （一）辨证要点

月经先后无定期的辨证需着重观察月经量、色、质的变化，并结合全身证候及舌脉，辨其虚、实及脏腑。

### （二）治则

本病的治疗原则重在调理冲任气血。

### （三）分型论治

月经先后不定期的分型论治见表3-3。

表3-3　月经先后不定期的分型论治

| 证型 | 经量 | 经色 | 经质 | 伴随症状 | 舌脉 | 治法 |
|------|------|------|------|----------|------|------|
| 肝郁证 | 或多或少 | 暗红或紫红 | 有血块 | 胸胁、乳房、少腹胀痛，精神抑郁，时欲叹息，脘闷纳呆 | 舌苔薄白或薄黄，脉弦 | 疏肝解郁，理气调经 |
| 肾虚证 | 少 | 淡暗 | 清稀 | 腰骶酸痛，头晕耳鸣，小便频数 | 舌淡，苔薄，脉细弱 | 补肾益气，养血调经 |

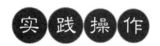

## 一、实践操作要点

### （一）治法

调理冲任气血。肝郁者，治以疏肝解郁，理气调经；肾虚者，治以补肾益气，养血调经。

（二）手法

推法、一指禅推法、摩法、拨法、擦法、拿法、按揉法等。

（三）主要穴位

肝俞、脾俞、肾俞、关元、血海、三阴交等穴。

（四）基本操作

（1）患者俯卧位，医生站于床的一侧：

① 掌推或一指禅推法作用于背部两侧膀胱经第 1 侧线 3～5 遍；按揉肝俞、脾俞、肾俞，每穴 1～2 分钟。

② 掌按揉背腰部及骶部 3～5 分钟，并轻拨腰部两侧肌肉 3～5 次；小鱼际擦两侧肾俞及腰骶部，以透热为度。

③ 拿下肢 3～5 遍，以小腿为重点；按揉涌泉 1～2 分钟。

（2）患者仰卧位，医生站于床的一侧：

① 双掌交替推腹部 5～7 遍；顺时针摩小腹 5 分钟；按揉中脘、关元，每穴 1～2 分钟。

② 掌揉大腿内侧、小腿内外侧；按揉血海、足三里、三阴交，每穴 1～2 分钟。

（3）患者端坐位，医生站其后侧：拿颈项及肩部 3～5 遍，拿肩井 5～7 次。

（五）辨证加减

### 1. 肝郁证

加双掌搓摩两胁 5～7 遍；按揉期门、太冲各 1 分钟左右。

### 2. 肾虚证

加按揉肾俞、太溪各 1 分钟左右。

## 二、实践视频教学

二维码 3-6　月经先后不定期操作

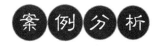

## 案例一　肝郁证

赵某，女，39 岁，2018 年 9 月 5 日初诊。主诉：月经先后不定期 1 年余。现病史：患者自 2017 年 7 月以来，经期时前时后，每次约 15 天才干净，经量时多时少，多时鲜红夹有血块，少时色暗不泽，其少腹、胸胁、乳房胀痛。时有嗳气食少。追问病史，2016 年底丈夫去世后，情绪不佳。

既往史：体健。

体格检查：妇科检查未见明显异常。舌边尖有瘀点，苔薄黄，脉细弦。

理化检查：暂缺。

**1. 综合四诊要点对本病进行辨病辨证及分析。**

中医诊断：

证型：

辨证分析：

**2. 针对本案的手法治疗方案。**

## 案例二　肾虚证

吕某，女，45岁，已婚，2020年5月12日初诊。主诉：月经先后不定期1年余。现病史：患者自2019年4月开始，月经时前时后，经量少，色淡红、质稀，伴有腰酸痛，小腹有空坠之感。

既往史：高血压、糖尿病病史多年。

体格检查：面色无华，舌淡苔薄，脉沉弱。宫颈柱状上皮异位轻度，双侧附件（一）。

理化检查：暂缺。

**1. 综合四诊要点对本病进行辨病辨证及分析。**

中医诊断：

证型：

辨证分析：

**2. 针对本案的手法治疗方案。**

1. 注意调节情志，避免强烈精神刺激，保持心情舒畅，以利气血畅达和肝之疏泄功能正常。

2. 实行计划生育，避免多产房劳，以免损伤肾气，封藏失职，血海蓄溢失常而为病。

3. 本病应及时治疗，重视平时调护，防止转化为崩漏或闭经。

知识拓展

《中华腹部推拿术》治疗月经先后不定期技法。

1. 肝郁

【取穴】膻中、气海、建里、期门、章门、日月、带脉、三阴交、阳池、太冲等。

【手法】推法、按法、揉法、运法、拿法、点法、擦法等。

【操作步骤】

（1）患者仰卧位，医者蘸少许润滑剂，由胸部向腹部方向推膻中36次，然后在腹部施以推、按、揉、拿等手法3～5分钟，点按气海、建里、期门、章门、带脉各1分钟。

（2）医者沿肋间隙做推、擦、运法3～5分钟，然后揉按期门、章门、日月穴各1分钟，拿带脉。

（3）患者坐位，医者分别在阳池、三阴交穴施以一指禅揉法以得气为度，然后医者向足大趾方向推按太冲穴36次，结束操作。

2. 肾虚

【取穴】气海、关元、三阴交、太溪、命门、大肠俞、腰阳关、足三里等。

【手法】按法、揉法、运法、擦法、摩法、拿法、拨法、点法、推法等。

【操作步骤】

（1）患者仰卧位，医者蘸少许润滑剂，在腹部施以推、揉、按、摩法4～8分钟，然后点按关元、气海穴各1分钟，拿带脉穴3次。

（2）患者原姿势，医者在腰骶部施以揉、推、按、运、擦法3～5分钟，点按大肠俞、命门、腰阳关各1分钟，然后在腰骶部施横推、运法、揉法、摩法。

（3）患者坐位，医者拿捏足三里、三阴交，点按太溪穴1～3分钟，最后拨足三里、三阴交，结束操作。

巩 固 练 习

单选题

1. 下列对肝郁型月经先后不定期表现的描述不正确的是（　　）。

A. 经来先后无定，经量或多或少

B. 乳房、少腹胀痛

C. 时叹气，嗳气食少

D. 腰骶酸痛、头晕耳鸣

2. 月经周期先后无定期的发病机制是 （      ）。

A. 肝肾功能失调，冲任功能紊乱，血海蓄溢失常

B. 统摄无权，冲任不固

C. 血海不宁

D. 以上都不是

3. 下列可引起月经先后不定期的病因病机有 （      ）。

A. 肾虚

B. 肝郁

C. 肾虚兼肝郁

D. 以上都是

4. 患者近 1 年月经或提前或错后，经量或多或少，血色暗红有块，情志抑郁，胸胁、乳房胀痛，时太息，嗳气食少，舌红，苔白，脉弦。其证候是 （      ）。

A. 气滞证

B. 血瘀证

C. 肝郁证

D. 肾虚证

5. 月经先后无定期的治法是 （      ）。

A. 疏肝解郁调经

B. 补肾调经

C. 疏肝理气，补肾调经

D. 疏肝健脾调经

# 第四节 痛经

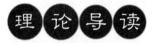

二维码 3-7
痛经

妇女正值经期和经行前后，出现周期性小腹疼痛，或痛引腰骶，甚至剧痛晕厥者，称为"痛经"，也称"经行腹痛"。若偶尔伴随月经出现轻微的腰酸腹坠，不影响日常工作、学习者，不作病论。

## 一、病因病机

痛经发病有虚实之分，实者多由气滞血瘀、寒凝血瘀、湿热瘀阻，致使气血运行不畅，冲任阻滞，"不通则痛"；虚者多由气血虚弱、肝肾亏损致使精亏血少，冲任失养，"不荣则痛"（图3-4）。

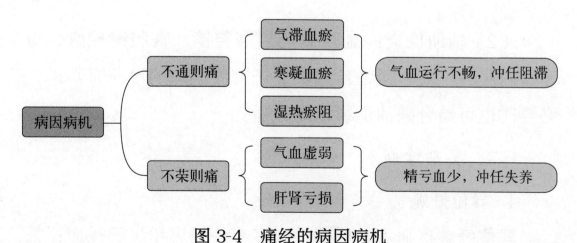

图3-4 痛经的病因病机

## 二、诊断要点

### （一）诊断

#### 1. 病史

有情志不遂或生活所伤史。

#### 2. 症状

经期或经行前后小腹疼痛，有的可痛及全腹或腰骶部，随月经周期而发，严重者可放射到肛门、阴道、股内侧。伴有面色苍白、呕吐、汗出、手足发凉等晕厥之象。也有少数于经血将净或经净后 1～2 天始觉腹痛或腰腹痛者。

#### 3. 检查

（1）妇科检查：功能性痛经者，妇科检查多无明显器质性病变。继发性痛经者，可有明显阳性体征，如盆腔内有结节、粘连、包块或增厚者，可能是子宫内膜异位症、盆腔炎症等病所致。部分患者可见子宫体极度屈曲、宫颈口狭窄等。

（2）辅助检查：盆腔 B 超、腹腔镜、宫腔镜检查，对子宫内膜异位症、慢性盆腔炎、子宫腺肌病的诊断有帮助，必要时也可结合碘油造影以助诊断。

### （二）鉴别诊断

#### 1. 异位妊娠

异位妊娠疼痛不呈周期性，多有停经史和早孕反应；妊娠试验阳性；妇科检查时，宫颈有抬举痛，腹腔内出血较多时，子宫有漂浮感；B超常可见子宫腔以外，有孕囊或包块存在；后穹隆穿刺或腹腔穿刺阳性；内出血严重时，患者出现休克危象。痛经虽可出现剧烈的小腹痛，但无上述妊娠征象。

### 2. 胎动不安

胎动不安除有少量阴道流血和轻微小腹疼痛外，可伴有腰酸和小腹下坠感，腹痛不呈周期性；妇科检查，子宫体增大符合停经月份，且变软；妊娠试验阳性；B超可见宫腔内有孕囊和胚芽，或见胎心搏动。

### 3. 其他疾病

还应注意与引起腹痛症状且恰好发生在经期的其他疾病进行鉴别，如急性阑尾炎、卵巢囊肿蒂扭转、结肠炎、膀胱炎等病。

### （三）预后转归

本病治疗得当，预后较好。若伴经量过多、经期延长者，进一步可发展为崩漏，使病情反复难愈，故应积极治疗。

## 三、辨证论治

### （一）辨证要点

痛经辨证首先要根据疼痛发生的时间、部位、性质及疼痛程度，明察病位，分清寒热、虚实，在气、在血。

## （二）治疗原则

本病的治疗原则重在通调冲任气血。

## （三）分型论治

痛经的分型论治见表3-4。

表3-4 痛经的分型论治

| 证型 | | 经量 | 经色 | 经质 | 伴随症状 | 舌脉 | 治法 |
|---|---|---|---|---|---|---|---|
| 实证 | 气滞血瘀证 | 少 | 暗 | 有血块 | 胸胁、乳房胀痛 | 舌紫暗或有瘀点，脉弦 | 理气活血，行瘀止痛 |
| | 寒凝血瘀证 | 少 | 暗 | 有血块 | 畏寒肢冷，面色青白，带下量多 | 舌暗，苔白或白滑，脉沉紧 | 温经散寒，祛瘀止痛 |
| | 湿热瘀阻证 | 多 | 暗红 | 黏稠有块 | 平素带下量多，色黄稠臭秽，或伴低热，小便黄赤 | 舌质红，苔黄腻，脉滑数或弦数 | 清热除湿，化瘀止痛 |
| 虚证 | 气血虚弱证 | 少 | 淡 | 稀 | 面色无华，神疲乏力，头晕心悸，失眠多梦 | 舌质淡，苔薄，脉细弱 | 益气养血，调经止痛 |
| | 肝肾亏损证 | 少 | 暗淡 | 稀 | 面色晦暗，头晕耳鸣，或有潮热，失眠健忘 | 舌质淡，苔薄白或薄黄，脉沉细 | 补肾益精，养血止痛 |

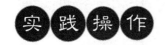

## 一、实践操作要点

### （一）治法

本病的治疗以通调冲任气血为原则，应根据证候在气、在血，寒热、虚实的不同，以止痛为核心，以调理胞宫、冲任气血为主，或补气，或活血，或散寒，或清热，或补虚，或泻实。

### （二）手法

摩法、推法、 揉法、擦法、拿捏法、按揉法等。

### （三）主要穴位

气海、关元、地机、肾俞、八髎等穴。

### （四）基本操作

（1）患者仰卧位，医生站于床的一侧：

① 顺时针掌摩小腹部 5 分钟；掌揉小腹部 1～2 分钟；按揉气海、关元，每穴约 2 分钟。

② 按揉小腿内外侧，按揉地机、血海、三阴交各 1 分钟左右。

（2）患者俯卧位，医生站于床的一侧

① 双掌由内向外分推背腰部 3～5 遍；侧掌擦腰部脊柱

两旁及骶部 5 分钟；按揉肾俞、八髎，每穴 1~2 分钟；掌擦八髎穴，以透热为度。

② 拿捏下肢 3~5 遍，以小腿为重点。

（五）辨证加减

### 1. 气滞血瘀证

加双掌搓摩两胁数遍；按揉章门、期门、肝俞、膈俞，每穴 1 分钟。

### 2. 寒凝血瘀证

加掌擦法直擦背部督脉，横擦腰部肾俞、命门，以透热为度。

### 3. 湿热瘀阻证

加轻叩腰骶部数遍；按揉带脉、阴陵泉、太冲，每穴 1 分钟。

### 4. 气血虚弱证

加指揉中脘 2~3 分钟；按揉脾俞、胃俞、足三里各 1 分钟左右。

### 5. 肝肾亏损证

小鱼际擦肾俞，使之透热；按揉肝俞、肾俞、照海、太溪各 1 分钟左右。

## 二、实践视频教学

二维码 3-8　痛经操作

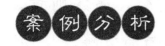

## 案例一　气滞血瘀证

李某，女，30 岁，已婚，2018 年 5 月 14 日初诊。主诉：痛经 1 年。现病史：患者 2017 年 4 月痛经始作，且进行性加重，经期小腹痛甚时辗转不安，在床上翻滚，月经量明显减少，色暗红，夹有血块，血块下后腹痛稍减，伴有胸胁、乳房胀痛，善太息。月经周期及行经时间正常。

既往史：2016 年 9 月行人流术一次。

体格检查：患者面色稍暗，舌质紫暗，舌边瘀点，脉弦细。妇科情况：外阴正常，阴道通畅，后穹隆可触及 3 个黄豆大结节，轻微触痛，子宫后位，大小正常，活动欠佳，双侧附件未扪及明显包块。

理化检查：无殊。

**1. 综合四诊要点对本病进行辨病辨证及分析。**

中医诊断：

证型：

辨证分析：

**2. 针对本案的手法治疗方案。**

## 案例二　寒凝血瘀证

罗某，女，14 岁，学生，2021 年 12 月 1 日初诊。主诉：经期小腹冷痛半年。现病史：患者 13 岁月经初潮，近半年以来，每至经期小腹冷痛拒按，得热则轻，遇寒则重，痛甚则呕吐，四肢冷，面色苍白，需服用止痛药缓解。

既往史：体健。

体格检查：舌淡，苔白，脉沉紧。

理化检查：未查。

**1. 综合四诊要点对本病进行辨病辨证及分析。**

中医诊断：

证型：

辨证分析：

**2. 针对本案的手法治疗方案。**

## 案例三　湿热瘀阻证

王某，女，21 岁，学生，2021 年 9 月 18 日初诊。主诉：痛经 6 个月。现病史：患者自 4 月下旬于经期受雨淋，于次月中旬经至腹痛，月经量多，色红，质黏稠，诊时面赤体壮，心胸烦闷，口苦纳差。月经周期正常，黄带稠多，阴痒。大便欠畅，小便短涩。

既往史：体健。

体格检查：舌红苔黄腻，脉滑。

理化检查：未查。

**1. 综合四诊要点对本病进行辨病辨证及分析。**

中医诊断：

证型：

辨证分析：

**2. 针对本案的手法治疗方案。**

## 案例四　气血虚弱证

吴某某，18岁，学生，2023年6月初诊。主诉：经期腹痛1年余。现病史：患者自述平素学习压力过大，1年余前无明显原因出现经期小腹隐痛，喜按，月经量少，色淡质稀；神疲乏力，头晕心悸，失眠多梦。

既往史：体健。

体格检查：妇科查体无殊。舌质淡，苔薄，脉细弱。

理化检查：未见明显异常。

**1. 综合四诊要点对本病进行辨病辨证及分析。**

中医诊断：

证型：

辨证分析：

**2. 针对本案的手法治疗方案。**

## 案例五　肝肾亏损证

曹某，女，17岁，学生。2021年9月初诊。主诉：痛经2年余。患者初潮年龄15岁，自幼体质较差，经常生病，身体瘦弱。自初潮后出现经期小腹隐痛，喜按，伴有腰酸痛，月经量少，色淡暗，质稀，面色晦暗。

既往史：体健。

体格检查：内科查体及妇科查体未见明显异常。舌质淡红，苔薄白，脉沉细。

理化检查：未查。

**1. 综合四诊要点对本病进行辨病辨证及分析**

中医诊断：

证型：

辨证分析：

**2. 针对本案的手法治疗方案。**

（预）（防）（调）（护）

1. 注意调节情志，保持心情愉悦，气机调畅，则经血流畅。

2. 经期注意保暖，避免冒雨涉水，以免外感受凉。

3. 忌食寒凉、生冷、油腻之品，以免伤脾胃，寒湿内生。

4. 经期禁房事，以免发生子宫内膜异位症及盆腔感染。

5. 经期避免剧烈运动和过度劳累，以免耗伤气血。

6. 痛经疼痛剧烈时，可配合其他疗法止痛。

（知）（识）（拓）（展）

北京按摩医院名老中医王友仁擅用按动疗法治疗气滞血瘀型痛经，认为此型痛经是因肝失疏泄而导致的肝郁肾虚脾弱的虚实错杂之证，并提出了"疏肝理气为主，健脾益肾、调经止痛为辅"的治疗思路，根据"标本兼治，一症多法"

的指导思想，形成了一套呼吸按动法结合点穴按动、腰椎按动微调的治疗方法，临床收效满意。

1. 呼吸按动疏肝法

本法要求医者运用疏肝理气类手法时，配合患者有节律呼吸运动，通过手法与呼吸的结合，增强疏肝理气、行气止痛功效。具体操作：患者仰卧位，头下垫薄枕，松衣解带，医者立其旁，嘱患者腹式呼吸，鼻息口呼，吸气3～5s，呼气5～8s。医者随患者深呼吸运动进行节律性操作，即于患者吸气时做好施术准备，患者呼气时开始操作，患者呼气末结束操作，一吸一呼为1次手法周期。操作手法：双手掌沿两侧肋弓做分推法5～10次；双手掌由两侧期门开始，经章门到京门行搓摩法5～10次；双手拇指及四指由内向外分别提拿两侧肋弓下缘皮肤，每侧操作3～5次。

2. 点穴按动调经法

基础手法：患者俯卧位，掌揉腰背部膀胱经及督脉，由上而下反复操作1～2min，随后点按膈俞、肝俞、脾俞、肾俞、十七椎各30～40s；患者仰卧位，配合呼吸由神阙至中极行全掌推颤法，一吸一呼反复操作5～10次；分别点按双侧太冲、太溪、三阴交及地机各30～40s。具体操作：患者仰卧，医者站于床尾部，点按调经穴（此穴为王师经验穴，位于足底部，涌泉外1寸），一手握持患者足背，另一手可选用拇指端点法、屈拇指点法、屈食指点法，在穴位处进行缓慢按揉，同时配合踝关节屈伸运动以增强穴位感传，以患者小腹部有温热感为宜，每侧施术 1～2min；配合患者节律呼吸，指振膻中 1min，以局部温热为宜；双拇指点按一侧血海，配合髋关节主动屈伸收展运动，两侧分别操作 5～8 次。

3. 腰椎按动微调法

在上述治疗结束后，令患者坐于治疗床上，医者坐于其后，检查腰椎棘突是否存在偏歪，棘旁、棘间是否存在压痛点及阳性反应点。以第 5 腰椎右偏为例，医者拇指按于第 5 腰椎棘突上，让患者下腰前屈，至拇指处棘突有移动感时，嘱患者缓慢向右侧旋转腰部至最大限度，医者拇指可感到第 5 腰椎棘突向左侧旋转，此时双拇指按于第 5 腰椎棘突右侧，医者拇指向左前方用力推顶，同时令患者主动向左侧缓慢旋转腰部，与医者形成对抗，此法反复操作 3～5 次。以上方法，自经期结束 1～2 周内治疗为宜，隔日 1 次，每次 20～30min，1 个月经周期为 1 个疗程，经期停止治疗。

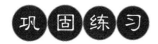

一、单选题

1. 痛经推拿治疗原则是 （　　）。

A. 健脾和胃

B. 调理冲任气血

C. 补益脾肾

D. 行气活血

2. 痛经的主要病机是 （　　　）。

A. 血海空虚

B. 血脉阻滞

C. 气血运行不畅

D. 寒湿凝滞

3. 气血虚弱型痛经治疗宜 （　　　）。

A. 理气活血，行瘀止痛

B. 温经散寒，祛瘀止痛

C. 益气养血，调经止痛

D. 调补肝肾，养血止痛

4. 肝肾亏损型痛经治疗宜 （　　　）。

A. 理气活血，行瘀止痛

B. 温经散寒，祛瘀止痛

C. 益气养血，调经止痛

D. 调补肝肾，养血止痛

5. 气滞血瘀型痛经治疗宜 （　　　）。

A. 理气活血，行瘀止痛

B. 温经散寒，祛瘀止痛

C. 益气养血，调经止痛

D. 调补肝肾，养血止痛

6. 调经的具体原则中没有 （　　　）。

A. 养心

B. 补肾

C. 扶脾

D. 疏肝

7. 痛经患者在经期注意保暖，避免寒冷，还要注意（　　　）。

A. 经期卫生

B. 自我按摩

C. 适当参加体育锻炼

D. 少食

8. 患者王某，25 岁，经前或经期小腹胀痛拒按，经血量少，经色紫暗有块，伴乳房胀痛，胸闷不舒；舌质紫暗或有瘀点，脉弦。属痛经的（　　　）型。

A. 寒湿凝滞

B. 气血虚弱

C. 肝肾亏损

D. 气滞血瘀

9. 下列哪些疾病可引起痛经（　　　）。

A. 子宫内膜异位症

B. 盆腔炎

C. 子宫腺肌病

D. 以上都是

二、简答题

1. 简述痛经中气滞血瘀证的临床表现。

2. 简述痛经的临床分型。

# 第五节　经行头痛

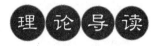

二维码 3-9

经行头痛

每逢经期或行经前后出现以头痛为主要症状，经后消失，称为"经行头痛"。

## 一、病因病机

本病主要发病机制是气血不足，脑失所养；或情志内伤，肝郁化火，上扰清窍；或瘀血内阻，络脉不通，皆可导致本病（图 3-5）。

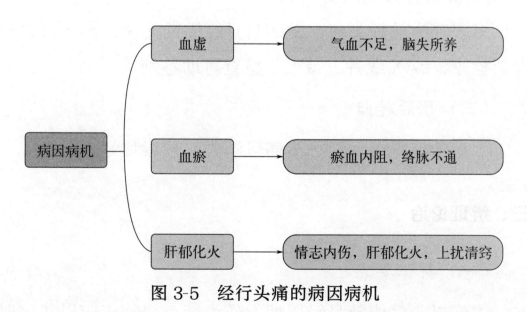

图 3-5　经行头痛的病因病机

## 二、诊断要点

### （一）诊断

#### 1. 病史

有久病体弱、精神过度刺激史。

#### 2. 症状

每值经期或行经前后，即出现明显的头痛，经后即止。

#### 3. 检查

（1）妇科检查：盆腔器官无异常。

（2）辅助检查：可做头颅 CT 检查排除颅脑占位性病变。

### （二）鉴别诊断

#### 1. 经行外感头痛

除头痛外，伴有恶寒、发热、鼻塞流涕、脉浮等表证。

#### 2. 鼻及鼻旁窦病变头痛

多表现为前额头痛，发病与月经周期无关，结合五官科专科检查，或 X 线片，或 CT 检查可助鉴别。

### （三）预后转归

本病治疗得当，经行头痛可消失，预后良好。

## 三、辨证论治

### （一）辨证要点

本病以头痛伴随月经周期发作为特点，临床应以头痛时间、性质、部位辨其虚实。

## （二）治则

本病以调理气血，通经活络为主。

## （三）分型论治

经行头痛的分型论治见表 3-5。

表 3-5　经行头痛的分型论治

| 证型 | 头痛情况 | 经量 | 经色 | 经质 | 伴随症状 | 舌脉 | 治法 |
|------|---------|------|------|------|---------|------|------|
| 血虚证 | 头痛隐隐 | 少 | 淡 | 稀 | 心悸少寐，神疲乏力 | 舌淡，苔薄，脉细无力 | 养血益气，活络止痛 |
| 肝郁化火证 | 头痛，甚或巅顶掣痛 | 多 | 鲜红 | 稠 | 烦躁易怒，口苦咽干 | 舌质红，苔薄黄，脉弦细数 | 清热平肝，息风止痛 |
| 血瘀证 | 头痛剧烈，痛如锥刺 | 少 | 紫暗 | 有血块 | 伴小腹疼痛拒按，胸闷不舒 | 舌暗或尖边有瘀点，脉细涩或弦涩 | 活血化瘀，通窍止痛 |

## 实践操作

## 一、实践操作要点

## （一）治法

以调理气血为主。血虚者，治以养血益气，活络止痛；肝郁化火者，治以清热肝，息风止痛；血瘀者，治以活血化瘀，通窍止痛。

**（二）手法**

推法、揉法、擦法、摓法、叩法、拿捏法等。

**（三）主要穴位**

印堂、神庭、攒竹、鱼腰、太阳、阳白、头维、风池等穴。

**（四）基本操作**

（1）患者仰卧位，医生站于床的一侧或取坐位：

① 双手拇指交替推印堂至神庭 8～10 遍，再由印堂沿眉弓向两侧分推至太阳穴 5～7 遍；双手鱼际由内向外分推前额部 3～5 遍；按揉太阳穴 2～3 分钟；按揉印堂、攒竹、鱼腰、阳白、神庭、头维各 1 分钟左右。

② 双手多指揉、捏头部两侧数遍；双手多指擦两颞部 1～2 分钟；双掌对挤头部两侧，轻叩头部 1 分钟左右。

（2）患者俯卧位，医生站于床的一侧：

① 拿捏颈项部 3～5 遍，按揉风池 1～2 分钟。

② 双掌分推背腰部 3～5 遍；拇指拨揉背部膀胱经第 1 侧线 3～5 遍；掌揉上背部 3～5 遍；侧掌摓背腰部膀胱经 3～5 分钟。

③ 双手合掌叩肩部及上背部 1 分钟左右；拿肩井 5～7 次。

（五）辨证加减

## 1. 血虚证

加按揉脾俞、气海、足三里各 1 分钟左右。

## 2. 肝郁化火证

加推桥弓 1～2 分钟；按揉太冲、行间各 1 分钟左右。

## 3. 血瘀证

加按揉膈俞、血海、太冲各 1 分钟左右。

# 二、实践视频教学

二维码 3-10　经行头痛操作

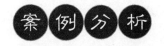

## 案例一　血虚证

黄某某，女，28 岁，已婚，2018 年 5 月 6 日初诊。主诉：产后疲乏 1 年，经行头痛 3 个月。现病史：患者 1 年前生育一女孩，自产后 1 年来常感身困疲乏，并有心悸，失眠多梦，近 3 月来逢经期头痛头晕直至经净后 4～5 天头痛方止，月经周期、经期均正常，经量少，经色淡。

既往史：既往体健。

体格检查：内科查体及妇科查体未见明显异常。舌质淡，苔薄白，脉虚细。

理化检查：各项检查未见明显异常。

**1. 综合四诊要点对本病进行辨病辨证及分析。**

中医诊断：

证型：

辨证分析：

**2. 针对本案的手法治疗方案。**

## 案例二　肝郁化火证

张某，女，38岁，已婚，2023年8月3日就诊。主诉：经行头痛3年，加重2月。现病史：患者3年前适逢经期，因与家人发生口角，情绪激动后出现头痛，以巅顶为主。之后每次月经期都头顶疼痛，经中西药治疗（具体不行），疗效不佳。近2月因工作不顺心，抑郁不乐，经期第1～2天头痛如裂，月经量多，色鲜红。

既往史：体健。

体格检查：颧红面赤，舌红，苔薄微黄，脉弦细稍数。

理化检查：头颅CT未见异常。

**1. 综合四诊要点对本病进行辨病辨证及分析。**

中医诊断：

证型：

辨证分析：

**2. 针对本案的手法治疗方案。**

## 案例三　血瘀证

李某，女，28 岁，已婚。2022 年 8 月 6 日初诊。主诉：经期头痛 2 月余。加重 1 周。现病史：患者近 2 年来，每于经前数天开始头痛，逐日加重，至经期第 1 天往往剧烈头痛，如针刺，在当地医院完善头颅 CT 等检查后，考虑"血管性头痛"，服用止痛药得以缓解。平素月经周期或提前或错后，经量中等，色紫暗夹有血块。

既往史：既往体健。

体格检查：舌边尖红，边有瘀斑，苔薄白，脉细弦而涩。

理化检查：各项检查未见明显异常。

**1. 综合四诊要点对本病进行辨病辨证及分析。**

中医诊断：

证型：

辨证分析：

**2. 针对本案的手法治疗方案。**

预 防 调 护

1. 注意调节情志，保持心情舒畅，避免精神紧张。

2. 经前及经期调适寒温，避免冒雨涉水，过食寒凉。

3. 经期注意劳逸结合，避免过度疲劳。

知 识 拓 展

《实用推拿学》治疗经行头痛技法。

【取穴】以印堂、神庭、攒竹、阳白、太阳、头维、百会、率谷、风池、完骨、合谷为主。

【手法】一指禅推法、按揉法、拿法、抹法、勾抹法。

【操作步骤】患者坐位，医者施一指禅推法于前额部，先由印堂至神庭，再由攒竹经阳白、太阳至头维，反复3～5遍；按揉太阳、头维约2分钟；一指禅推百会穴2分钟；拿五经3～5遍；用两掌大鱼际分抹前额，经阳白、太阳、率谷至风池穴3～5遍；一指禅推颈项部，自上而下反复5遍；施勾抹法于颞旁，自太阳至完骨反复3～5次；拿风池、合谷。

【辨证加减】

（1）气血瘀滞：加按揉内关、气海、膈俞，拿肩井。

（2）肝血亏虚：加摩腹，按揉脾俞、肝俞、足三里。

（3）肝郁化火：加按压章门、期门、太冲、阳陵泉穴，擦两胁。

【按语】本病有血虚、血瘀、肝火之分。本技法以滋阴养血、活血化瘀、清热柔肝为治疗原则。治疗时以一指禅推神庭，神庭是督脉、足太阳膀胱经、足阳明胃经之交会穴，可以宁神醒脑、行气止痛；印堂、太阳为经外奇穴，施以一指禅推法能疏通面部经络，通经止痛；攒竹属足太阳膀胱经，此为局部选穴，即"腧穴所在，主治所及"；阳白、头维为足阳明胃经、足少阳胆经、阳维脉交会穴，能疏调头部气机；百会为诸阳之会，一指禅推百会，大鱼际分抹阳白、太阳、率谷至风池，勾抹太阳至完骨，可清利头目；合谷属手阳明大肠经，拿合谷可起行气止痛的作用。以上穴位及手法共同作用可调理气血，使气顺血畅、清窍得养，则痛自止。

## 巩固练习

### 一、单选题

1. 下列各项，不属经行头痛血瘀证主症的是（　　）。

A. 经前或经期头痛剧烈

B. 经色紫暗有块

C. 舌边有瘀点，脉细涩

D. 烦躁易怒，口苦咽干

2. 患者，42岁，每于经前及经后头晕头痛，巅顶尤重，烦躁失眠，月经量多，舌质红，苔薄黄，脉弦细数。其证候是（　　）。

A. 肝火证

B. 肾虚证

C. 血虚证

D. 血瘀证

## 二、简答题

简述经行头痛的肝郁化火证的临床表现。

# 第六节　经行泄泻

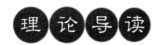

每值行经前后或经期，大便溏薄，甚或清稀如水，日解数次，经净自止者，称为"经行泄泻"，又称"经行而泻""经来泄泻"。

## 一、病因病机

本病的发生主要责之于脾肾虚弱。脾主运化，肾主温煦，为胃之关，主司二便。经行时脾肾更虚，遂致泄泻（图 3-6）。

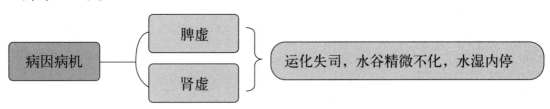

图 3-6　经行泄泻的病因病机

## 二、诊断要点

### （一）诊断

#### 1. 病史

有过度劳累、多产房劳或慢性胃肠疾病史。

#### 2. 症状

每值经行前后或经期，即大便稀薄，甚者如水样，或大便次数增多，经净渐止，并伴随月经周期反复发生。

#### 3. 检查

（1）妇科检查：盆腔器官无异常。

（2）辅助检查：大便常规检查及肠镜检查，未发现异常。

### （二）鉴别诊断

#### 1. 内科泄泻

多因脏腑功能失调、饮食内伤或外感而致泄泻，偶可正值经期发病，但无随月经周期反复发作的特点。常伴有发热、恶心、呕吐等。

#### 2. 经期伤食

经期偶然伤食，引起泄泻，有暴饮暴食或饮食不洁史，常伴腹痛肠鸣，脘腹痞满，嗳腐酸臭，与月经周期无关。

#### 3. 经期感寒泄泻

经期感受风寒湿邪，侵袭肠胃，泄泻清稀，甚至如水样，腹痛肠鸣，伴有恶寒、发热、头痛等表证。经行泄泻则伴随月经周期而发作，且无表证。

（三）预后转归

本病治疗得当，预后较好。

## 三、辨证论治

（一）辨证要点

经行泄泻，有脾虚、肾虚之分，辨证时应着重观察大便的性状及泄泻时间，并参见月经的量、色、质。

（二）治则

本病以健脾、温肾为主，调经为辅。

（三）分型论治

经行泄泻的分型论治见表 3-6。

表 3-6　经行泄泻的分型论治

| 证型 | 泄泻情况 | 经量 | 经色 | 经质 | 伴随症状 | 舌脉 | 治法 |
|------|----------|------|------|------|----------|------|------|
| 脾虚证 | 大便溏泄 | 多 | 淡 | 稀 | 脘腹胀满，神疲肢软，少气懒言，或面浮肢肿 | 舌淡苔白，脉沉迟无力 | 健脾益气，除湿止泻 |
| 肾虚证 | 大便泄泻，或五更泄泻 | 少 | 淡 | 稀 | 腰膝酸软，头晕耳鸣，畏寒肢冷 | 舌淡苔白，脉沉迟无力 | 温阳补肾，健脾止泻 |

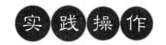

## ★ 实践操作要点

**（一）治法**

本病的治疗原则以健脾、温肾为主，调经为辅。

**（二）手法**

推法、揉法、按法、滚法、摩法、擦法、拿捏法等。

**（三）主要穴位**

脾俞、肾俞、大肠俞、天枢、足三里、上巨虚、三阴交等穴。

**（四）基本操作**

（1）患者俯卧位，医生站于床的一侧：

① 双掌交替推长强至命门3～5遍；掌揉背部及腰骶部3～5分钟；掌按背腰部膀胱经路线3～5遍；双拇指重叠拨揉背腰部的竖脊肌3～5遍；侧掌滚背腰部3～5分钟；按揉膈俞、肝俞、脾俞、肾俞、大肠俞各1分钟左右；掌擦八髎穴，小鱼际擦脾俞、肾俞各3分钟左右。

② 拿下肢3～5遍，按揉涌泉1分钟左右。

（2）患者仰卧位，医生站于床的一侧：

① 逆时针摩腹3～5分钟；掌揉胃脘部及小腹部3～5

分钟；按揉中脘、天枢各 1 分钟左右。

② 拿捏小腿内外侧 3～5 遍，按揉足三里、上巨虚、三阴交各 1 分钟左右。

（五）辨证加减

### 1. 脾虚证

加捏脊 5～7 遍；按揉阴陵泉、公孙各 1 分钟左右。

### 2. 肾虚证

加小鱼际擦命门 3 分钟左右；按揉气海、关元各 5 分钟左右。

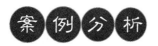

## 案例一　脾虚证

斯某某，女，29 岁，已婚，2019 年 9 月 6 日初诊。主诉：经行泄泻 2 年余，加重 2 月。

治疗：患者平素体弱，食欲不振，常自觉乏力，眩晕。行经期内，时有便意，日泻 2～3 次以上，经净后即恢复正常，持续 2 年余，近 2 月加重，大便次数明显增多，月经量多，色淡，质稀，精神萎顿。

既往史：既往体健。

体格检查：内科查体及妇科查体未见明显异常。舌淡红，苔薄白，脉濡细无力。

理化检查：各项检查未见明显异常。

**1. 综合四诊要点对本病进行辨病辨证及分析。**

中医诊断：

证型：

辨证分析：

**2. 针对本案的手法治疗方案。**

## 案例二 肾虚证

贾某，女，36岁，已婚。2019年9月9日初诊。主诉：经行泄泻2年。患者2年前出现经前数日必作泄泻，稀薄清冷，黎明尤甚，便意频频，腹痛不舒，急于登厕，解后方舒。伴神疲乏力，腰痛畏寒，少腹冷痛，带下如水。

既往史：既往盆腔炎病史。

体格检查：舌淡苔薄白而润，脉沉迟无力。

理化检查：未查。

**1. 综合四诊要点对本病进行辨病辨证及分析。**

中医诊断：

证型：

辨证分析：

**2. 针对本案的手法治疗方案。**

预 防 调 护

1. 饮食宜清淡，忌食寒凉生冷、油腻之品，以免损伤脾胃。

2. 在经期注意劳逸结合，避免过度劳累，以免损伤中气。

3. 做好计划生育，房事有节，以免损伤肾气。

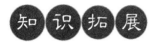知 识 拓 展

脐疗是中医外治法的一种，利用脐皮肤薄、敏感度高、吸收快的特点，借助艾火的纯阳热力，透入肌肤，刺激组织，以调和气血，疏通经络，从而达到防病健体的目的。脐即神阙穴，《难经》有"脐下肾间动气者，人之生命也，十二经之根本"和"主通行三气，经历于五脏六腑"的记载，脐为元气汇聚之处，是五脏六腑之本，是人体阴阳气化的枢纽，亦是冲、任、督经气会聚之处，故脐灸疗法使灸热和药物之力直接作用于神阙穴，激发脐下经气，而达温阳益肾，健脾止泻，培本固元，调节脏腑经络功能的目的。脐疗以无痛、安全、成本低廉等为其独特优势，在治疗泄泻等疾病中有显著的优势，而且疗效确切。

巩 固 练 习

## 一、单选题

1. 下列各项，不属于经行泄泻脾虚证主症的是（　　）。

A. 月经将潮或正值经期大便溏泄

B. 脘腹胀满，神疲肢倦

C. 经行量多，色淡质稀

D. 畏寒肢冷，下利清谷

2. 患者，35岁。近10个月每于月经来潮时，大便泄泻，日2～3次，腰酸腿软，畏寒肢冷，舌淡，苔白，脉沉迟。辨证为（　　　）。

A. 脾虚证

B. 肾虚证

C. 气滞血瘀

D. 寒凝血瘀证

3. 患者，27岁。近3年每于经行3～5天或经后，即出现泄泻，经行量多，色淡质薄，食少纳呆，面色㿠白，舌淡，苔白腻，脉沉缓。其治法是（　　　）。

A. 抑肝泻木，理脾化湿

B. 健脾渗湿，理气调经

C. 健脾温中，温化湿浊

D. 温经暖宫，散寒除湿

## 二、简答题

1. 简述经行泄泻的脾虚证的临床表现。

2. 简述经行泄泻的治疗原则是什么？

# 第七节　崩漏

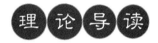

二维码 3-11
崩漏

崩漏是指经血非时暴下不止或淋漓不尽，前者称崩中或经崩；后者称漏下或经漏。崩与漏出血情况虽不同，但二者常交替出现，且其病因病机基本相同，故概称为崩漏。本病属妇科常见病，也是疑难急重病症。可发生于从月经初潮后至绝经的任何年龄，严重危害健康，影响生育。

## 一、病因病机

本病的主要发病机制是冲任损伤，不能制约经血，使子宫藏泻失常。崩漏常见的证型有脾虚、肾虚、血热和血瘀（图 3-7）。

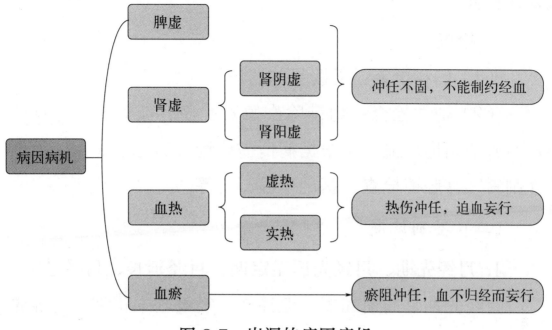

图 3-7　崩漏的病因病机

## 二、诊断要点

### （一）诊断

#### 1. 病史

注意患者的年龄及月经史，尤须询问以往月经的周期、经期、经量有无异常，有无崩漏史，是否口服避孕药或其他激素，有无宫内节育器及输卵管结扎术史等。此外，还要询问有无内科出血病史。

#### 2. 症状

月经周期、经期、经量发生严重紊乱。表现为月经不按周期而妄行；出血或量多如注，或淋漓不尽；行经时间超过半个月，甚至数月不净。出血量多日久者，常有不同程度的贫血表现。

### 3. 检查

（1）妇科检查：无明显的器质性病变。

（2）辅助检查：为排除生殖器肿瘤、炎症或全身性疾病引起的阴道出血，可根据病情需要选做 B 超、MRI、诊断性刮宫、宫腔镜检查、基础体温测定等。

## （二）鉴别诊断

### 1. 月经先期、月经先后无定期、月经延长、月经过多

月经先期是周期缩短，但经期、经量基本正常；月经先后无定期是周期提前或错后 7 天以上，但经期、经量基本正常；月经过多是经量过多，但周期、经期基本正常；月经延长是行经时间延长，但周期、经量无大改变。这种周期、经期、经量的各自改变与崩漏的周期、经期、经量的同时严重失调有所不同。

### 2. 经间期出血

经间期出血发生在两次月经中间，颇有规律，且出血时间仅 2～3 天，不超过 7 天自然停止。而崩漏是周期、经期、经量的严重失调，出血不能自止。

### 3. 赤带

赤带多由阴道炎、宫颈炎、宫颈息肉等引起，以带中有血丝为特点，月经一般正常。

### 4. 胎产出血

崩漏首先应与妊娠早期的出血性疾病如胎漏、胎动不

安、异位妊娠相鉴别，询问病史、做妊娠试验和 B 超检查等方法，可以明确诊断。产后出血病尤以恶露不绝为多见，询问病史，恶露不绝发生在产后可作鉴别。

（三）预后转归

正如《女科证治约旨》所谓："崩中者势急症危，漏下者势缓症重，其实皆属危重之候。"崩漏虽属妇科危急重症，但只要治疗得当，善后调治，预后较好。

## 三、辨证论治

（一）辨证要点

崩漏的主症是血证，故辨证应根据出血的量、色、质的变化，结合全身情况和舌脉以及发病的新久，辨其虚、实、寒、热。一般而言，崩漏虚证多而实证少，热者多而寒者少，即使是热也多为虚热。

（二）治疗原则

崩漏的治疗，应根据病情的轻重缓急，出血的新久，采用"急则治其标，缓则治其本"的原则，灵活掌握塞流、澄源、复旧三法。

（三）分型论治

崩漏的分型论治见表 3-7。

## 表 3-7　崩漏的分型论治

| 证型 | | 周期/经期/经量 | 经色 | 经质 | 伴随症状 | 舌脉 | 治法 |
|---|---|---|---|---|---|---|---|
| 虚证 | 脾虚证 | 非时暴下不止，或淋漓不尽 | 淡 | 稀 | 面色㿠白，神疲气短，小腹空坠，四肢不温，纳呆便溏 | 舌淡胖，苔薄白，脉细弱或沉弱 | 补气摄血，固冲止血 |
| | 肾阴虚证 | 经乱无期，出血淋漓不尽或量多 | 鲜红 | 稍稠 | 头晕耳鸣，腰膝酸软，五心烦热 | 舌质偏红，苔少，脉细数 | 滋肾益精，止血调经 |
| | 肾阳虚证 | 经来无期，出血量多或淋漓不尽 | 淡 | 稀 | 畏寒肢冷，面色晦暗，腰膝酸软，小便清长 | 舌质淡，苔薄白，脉沉细无力 | 温肾固冲，止血调经 |
| | 虚热证 | 经来无期，量少淋漓不尽或量多势急 | 深红 | 稠 | 面颊潮红，咽干口燥，烦热少寐，小便短少，大便干结 | 舌质红，苔薄黄，脉细数 | 滋阴清热，止血调经 |
| 实证 | 实热证 | 经血突然暴崩如注，或淋漓日久不净 | 深红 | 稠 | 口渴烦热，小便黄，或大便干结 | 舌红，苔黄，脉滑数 | 清热凉血，止血调经 |
| | 血瘀证 | 经血非时而下，量时多时少，时下时止，或淋漓不断，或停闭数月又突然崩中下血 | 紫暗 | 有血块 | 小腹疼痛或胀痛 | 舌质紫暗或尖边有瘀点，苔薄白，脉弦细或涩 | 活血化瘀，止血调经 |

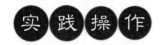

## 一、实践操作要点

### （一）治法

崩漏的治疗，应根据病情的轻重缓急，出血的新久，采用"急则治其标，缓则治其本"的原则，灵活掌握塞流、澄源、复旧三法。

### （二）手法

推法、揉法、擦法、拿捏法、摩法、按揉法等。

### （三）主要穴位

膈俞、肝俞、次髎、中脘、气海、关元、血海、三阴交等穴。

### （四）基本操作

（1）患者俯卧位，医生站于床的一侧：

① 双掌交替推背腰部膀胱经路线5～7遍；叠掌或双掌同时揉背部、腰骶部3～5分钟；双拇指重叠或同时自上而下按揉背部膀胱经第1侧线3～5遍，重点按揉膈俞、肝俞、次髎穴；侧掌擦背腰部膀胱经路线3～5遍。

② 掌推法由臀部沿膀胱经路线推至跟腱5～7遍；拿捏下肢3～5遍，以小腿为重点，按揉涌泉1分钟左右。

（2）患者仰卧位，医生站于床的一侧：

① 双掌交替推上腹部及小腹部 5～7 遍；叠掌揉胃脘部及腹部 3～5 分钟；顺时针摩小腹部 3～5 分钟；按揉中脘、气海、关元各 1 分钟左右。

② 按揉小腿内外侧 3～5 遍，按揉血海、三阴交、隐白，每穴 1～2 分钟。

（3）患者端坐位，医生站其后侧：拿颈项及肩部 3～5 遍，拿肩井 5～7 次。

（五）辨证加减

**1. 脾虚证**

加捏脊 3～5 遍；按揉脾俞、胃俞、足三里各 1 分钟左右。

**2. 肾虚证**

肾阴虚者，加按揉肾俞、太溪各 1 分钟左右。肾阳虚者，加小鱼际擦肾俞、命门，以透热为度。

**3. 血热证**

虚热者，加推涌泉 3 分钟左右；按揉照海、肾俞各 1 分钟左右。实热者，加按揉合谷、曲池各 1 分钟左右。

**4. 血瘀证**

加双掌搓摩两胁和轻叩腰骶部数遍；按揉太冲、中极各 1 分钟左右。

## 二、实践视频教学

二维码 3-12　崩漏操作

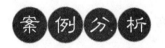

## 案例一　脾虚证

王某某，女，14 岁，学生，未婚，2023 年 5 月 8 日初诊。主诉：不规则阴道出血 1 月。现病史：患者既往月经规律，6/28—32 天，量中，色红，无血块，经期无不适。1 月前经期食用冰激凌后月经淋漓不尽，经色淡，质稀。曾用性激素治疗，由于服用方法不正确，仍断断续续出血，平素喜冷饮，易腹泻。现面色白，四肢不温，大便稀。舌淡边有齿痕，苔薄白，脉细。

既往史：既往体健。

体格检查：内科查体及妇科查体未见明显异常。舌淡边有齿痕，苔薄白，脉细。

理化检查：盆腔 B 超未发现异常。

**1. 综合四诊要点对本病进行辨病辨证及分析。**

中医诊断：

证型：

辨证分析：

**2. 针对本案的手法治疗方案。**

## 案例二　肾虚证

张某，女，44 岁，已婚，2023 年 7 月 29 日就诊。主诉：不规则阴道出血近 1 月。现病史：患者 1 月前开始出现不规则阴道出血，前 7 天量少，之后量增多，多于月经量，较多血块，持续 3 天后，稍减少，量如经量，经色淡，质稀。曾医院就诊治疗未见好转。曾服用云南白药胶囊，仍未见好转。要求中医治疗。现贫血貌，乏力，四肢关节酸痛，入睡困难，腰背酸痛，畏寒肢冷。

既往史：子宫腺肌症病史。

月经史：月经周期规则，周期 28～29 天，经期 8～10 天，痛经，量多。Lmp5 月底，行经如常。1-0-1-1。

体格检查：内科查体及妇科查体未见明显异常。舌质淡，苔薄白，脉沉细无力。

理化检查：各项检查未发现异常。

**1. 综合四诊要点对本病进行辨病辨证及分析。**

中医诊断：

证型：

辨证分析：

**2.** 针对本案的手法治疗方案。

## 案例三 血瘀证

张某，女，24 岁，未婚，2023 年 5 月 29 日就诊。主诉：不规则阴道出血十天。现病史：患者有子宫内膜息肉病史，未予治疗，既往月经不规则，Lmp4-3。十天前出现少量出血，淋漓不尽，经色紫暗有血块，持续至今，伴有小腹胀痛。

既往史：子宫内膜息肉病史。

体格检查：内科查体及妇科查体未见明显异常。舌质淡暗，尖边有瘀点，苔薄白，脉弦细涩。

理化检查：B 超检查示子宫内膜息肉（1.5cm × 0.5cm）。

**1.** 综合四诊要点对本病进行辨病辨证及分析。

中医诊断：

证型：

辨证分析：

**2.** 针对本案的手法治疗方案。

## 案例四 血热证

王某，女，25 岁，2017 年 5 月 8 日初诊。主诉：阴道下血如注 5 小时。现病史：患者平常月经正常，3 日前始发热，头痛，在某院按"重感"论治无效。诊前 5 小时突然阴道下血如注，血色鲜红秽臭，有块而黏，腹痛，口大渴而饮，大便 4 日未解。

既往史：体健。

体格检查：体温 40.5℃。面色紫红，唇干乏津，苔黄厚，脉浮中位洪大有力。

理化检查：血常规提示白细胞、淋巴细胞升高，C 反应蛋白升高。余检查无明显异常。

**1. 综合四诊要点对本病进行辨病辨证及分析。**

中医诊断：

证型：

辨证分析：

**2. 针对本案的手法治疗方案。**

预 防 调 护

1. 积极治疗月经先期、月经过多、经期延长等出血倾向明显的月经病，以防发展成崩漏。

2. 经期要避免过度疲劳和剧烈运动。

3. 重视经期卫生，尽量避免或减少宫腔手术，以防并发症。

4. 加强营养，宜多食高蛋白及含铁高的食物，忌食辛燥、生冷之品。

5. 注意调畅情志，保持心情愉快，避免精神刺激。

6. 崩漏是妇科急重证，暴崩下血时，易气随血脱，甚至出现厥证、脱证，应采用中西医结合的急救措施以防厥脱。

中医对隐白穴治疗崩漏早有相关记载，比如《针灸大成》《针灸聚英》均言："隐白穴，能治妇人月事过时不止。"《保命集》亦曰："血崩当刺足太阴并隐白。"《新铸铜人腧穴针灸图经》《类经图翼》《神应经》等也有隐白，妇人月事过时不止刺之立愈的记载。脾统血，若脾虚则不能摄血，血液运行将失其常规而溢出脉外，以致出血。而隐白穴是脾经腧穴，刺激可健脾益气摄血。艾灸具有温阳益气的作用，艾灸隐白穴可健脾统血。杨玉珍等给予功能性子宫出血患者安冲方联合艾灸隐白穴治疗，患者出血时间在短时间内得到有效控制，临床症状和体征明显缓解，佐证了艾灸隐白穴治疗崩漏的有效性。

巩 固 练 习

一、单选题

1. 崩漏最主要的临床特征是 （      ）。

A. 行经期间，阴道出血量多，甚或量多如注

B. 月经提前而至，或推迟而行

C. 行经期延长，伴月经周期延长

D. 月经周期、经期、经量严重紊乱

2. 治崩三法是指 （      ）。

A. 止血、固脱、调经

B. 调经、固本、善后

C. 补肾、扶脾、调肝

D. 塞流、澄源、复旧

3. 崩漏与其他月经失调性疾病鉴别的要点是（　　　）。

A. 周期、经期、经色

B. 经质、经期、经量

C. 周期、经期、经量

D. 周期、经期、经质

4. 崩漏的主要病机是（　　　）。

A. 冲任不固，不能制约经血

B. 瘀阻冲任，迫血妄行

C. 脾虚气陷，迫血妄行

D. 热伤冲任，迫血妄行

5. 患者，女，21岁。阴道出血10天，量少，血色淡，质清稀，面色㿠白，神疲乏力，小腹坠胀，便溏，舌质淡胖，边有齿印，苔白，脉沉弱。其治法是（　　　）。

A. 补气健脾，摄血固涩

B. 清热凉血，固冲止血

C. 补肾固冲，固涩止血

D. 活血化瘀，固冲止血

6. 患者，女，42岁。停经3月后，阴道下血月余，量时多时少，时出时止，血色暗，舌质紫暗，脉弦细涩。其治法是（　　　）。

    A. 补气健脾，摄血固涩

    B. 清热凉血，固冲止血

    C. 补肾固冲，固涩止血

    D. 活血化瘀，固冲止血

## 二、简答题

简述崩漏中血瘀证的临床表现。

# 第八节　闭经

**理论导读**

二维码 3-13
闭经

女子年逾 16 周岁，月经尚未来潮；或已行经而又中断 6 个月以上者，称为"闭经"，又称"女子不月""月事不来""经闭"等。前者称"原发性闭经"，后者称为"继发性闭经"。

妇女在妊娠期、哺乳期、绝经前后的月经停闭不行，或少女初潮后 1 年内月经不行，又无其他不适者，均属生理现象，不作闭经论。

## 一、病因病机

本病的发病机制有虚、实两个方面，虚者多因肾气亏损、气血亏虚、阴虚血燥，导致精血不足，血海空虚，无血可下而致闭经；实者多因气滞血瘀、痰湿阻滞，而致血行不畅，冲任受阻，血海阻隔，经血不得下行而致闭经（图3-8）。

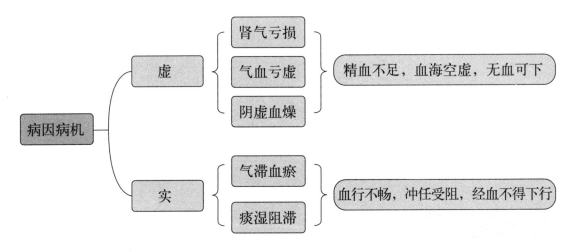

图 3-8　闭经的病因病机

## 二、诊断要点

### （一）诊断

#### 1. 病史

了解停经前月经情况，如月经初潮、周期、经期等情况。停经前有无生活环境改变，不良饮食嗜好，精神刺激、药物影响、宫腔手术、产后出血及其他疾病史。原发性闭经需了解生长发育情况，幼年时健康状况，是否患过某些急、慢性疾病，其母在妊娠过程中的情况等。

**2. 症状**

女子年逾16周岁，月经尚未初潮，可伴第二性征发育差；或已行经，月经停闭超过6个月。

**3. 检查**

（1）全身检查：观察患者体质、发育、营养状况，全身毛发分布，第二性征发育情况。

（2）妇科检查：注意检查外阴、子宫、卵巢有无缺失、损伤、萎缩、畸形、肿块。对原发性闭经尤需注意外阴发育情况，处女膜有无闭锁等；继发性闭经日久者，常见子宫缩小、阴道黏膜充血等雌激素水平低落现象。

（3）辅助检查：基础体温测定，B超、CT、MRI、宫腔造影及性激素水平测定、甲状腺、肾上腺功能测定等均有助于诊断。结核病、重度贫血及营养不良等所致的继发性闭经，借助血常规、胸腹部X线及宫腔镜等检查有助于确诊。疑有先天性畸形者，应进行染色体核型分析及分带检查。西医学认为，闭经只是一种症状，可由多种疾病引起，临床根据病情选择必要检查以助诊断。

（二）鉴别诊断

**1. 少女停经**

少女月经初潮后，肾气初盛，正常的月经周期尚未建立，可有一段时间月经停闭，这是正常现象，绝大部分可在1年内建立正常的月经周期，一般无需治疗。

### 2. 育龄期妊娠停经

生育妇女月经停闭达 6 个月以上者，需与胎死腹中相鉴别。胎死腹中除有月经停闭，还有恶心、呕吐、厌食等早孕反应，乳房增大、小腹膨隆等妊娠体征。闭经者多先有月经不规则，继而月经停闭。借助妊娠试验、B超和妇科检查有助于鉴别。

### 3. 围绝经期停经

年龄已进入围绝经期，月经正常或紊乱，继而闭经，可伴有烘热汗出、烦躁易怒、失眠多梦、情志异常等围绝经期症状。妇科检查子宫大小正常或稍小，血清性激素可出现围绝经期变化。

此外，还需与避年、暗经相鉴别。前者指月经一年一行，可正常生育；后者指终身不行经，但能生育，也无不适。避年和暗经均为少见的月经特殊现象。

### （三）预后转归

闭经的预后与转归取决于病因、病位、病性、体质、环境、精神状态、饮食等诸多因素。若病因简单，病损脏腑单一，病程短者，一般预后尚好，月经可行。但恢复排卵和重建周期需要时间，有难度。若病因复杂，多脏腑受累，病程久者，则较难治愈。

# 三、辨证论治

## （一）辨证要点

本病应根据病因病机、诊断要点，结合鉴别诊断与四诊信息辨别证候虚实。

## （二）治则

本病的治疗原则重在理气活血。

## （三）分型论治

闭经的分型论治见表 3-8。

### 表 3-8  闭经的分型论治

| | 证型 | 经量 | 经色 | 经质 | 伴随症状 | 舌脉 | 治法 |
|---|---|---|---|---|---|---|---|
| 虚证 | 肾气亏损证 | 少 | 淡 | 稀 | 形体瘦弱，腰膝酸软，头晕耳鸣 | 舌淡，苔薄，脉细弱 | 补益肝肾，养血调经 |
| | 气血亏虚证 | 少 | 淡 | 稀 | 面色萎黄，头晕眼花，心悸气短 | 舌淡，苔薄，脉细弱 | 补中益气，养血调经 |
| | 阴虚血燥证 | 少 | 红 | 稠 | 五心烦热，两颧潮红，盗汗，干咳或咳嗽咯血 | 舌红，苔少，脉细数 | 滋阴润燥，养血调经 |

| | 证型 | 经量 | 经色 | 经质 | 伴随症状 | 舌脉 | 治法 |
|---|---|---|---|---|---|---|---|
| 实证 | 气滞血瘀证 | 少 | 暗 | 有血块 | 精神抑郁，烦躁易怒，胸胁胀满，少腹胀痛拒按 | 舌紫暗，有瘀点，脉沉弦或沉涩 | 理气活血，祛瘀通经 |
| | 痰湿阻滞证 | 少 | 淡 | 黏腻 | 形体肥胖，胸胁满闷，呕恶痰多，神疲倦怠，带下量多色白 | 舌体胖大，苔白腻，脉沉滑 | 豁痰除湿，活血调经 |

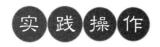

## 一、实践操作要点

### （一）治法

本病的治疗以理气活血为原则，虚者补而通之，实证者泻而通之，虚实夹杂者当补中有通，攻中有养，皆以恢复月经周期为要。

### （二）手法

推法、一指禅推法、摩法、擦法、拿法、按揉法、拿捏法等。

### （三）主要穴位

肝俞、脾俞、肾俞、八髎、气海、关元、足三里等穴。

（四）基本操作

（1）患者俯卧位，医生站于床的一侧：

① 双掌由内向外分推背腰部 3～5 遍；一指禅推背部两侧膀胱经第 1 侧线 3～5 遍，按揉肝俞、脾俞、肾俞，每穴 1～2 分钟。

② 叠掌揉背腰部及骶部 3～5 分钟；双拇指按背部华佗夹脊穴 3～5 分钟。

③ 小鱼际擦肾俞、八髎穴，以透热为度。

（2）患者仰卧位，医生站于床的一侧：

① 双掌交替推胃脘部 3～5 遍；掌摩胃脘部及腹部 5～7 分钟；按揉气海、关元，每穴 1～2 分钟；掌揉小腹部 3～5 分钟，以局部温热为度。

② 拿捏小腿内外侧 3～5 遍，按揉足三里、三阴交，每穴 1～2 分钟。

（3）患者端坐位，医生站其后侧：拿颈项及肩部 3～5 遍，拿肩井 5～7 次。

（五）辨证加减

**1. 肾气亏损证**
加重点按肾俞、太溪穴各 1 分钟左右。

**2. 气血亏虚证**
加捏脊 3～5 遍；重点按揉脾俞、胃俞、气海各 1 分钟左右。

### 3. 阴虚血燥证

加小鱼际擦涌泉 3 分钟左右；按揉肾俞、照海各 1 分钟左右。

### 4. 气滞血瘀证

加双掌搓摩两胁和轻叩腰骶部数遍；按揉膈俞、血海各 1 分钟左右。

### 5. 痰湿阻滞证

加按揉阴陵泉、丰隆各 1 分钟左右。

## 二、实践视频教学

二维码 3-14　闭经操作

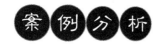

## 案例一　肾气亏损证

郑某，女，18 岁，未婚。2021 年 6 月 13 日初诊。主诉：月经停闭 1 年。现病史：患者 11 岁月经初潮，既往月经后期，周期 40～50 天，量少，伴有痛经，后经治疗痛经好转，但月经后期越来越严重。自 2020 年 7 月份开始，至今近 1 年月经一直未潮，曾服中药 200 余剂，大便干结、腹部胀气经中药治疗有所好转，但月经终未来潮。患者形体消瘦，时有头晕，腰酸，面色暗，多毛，以双下肢为甚，小便次数多，口不甚干。

既往史：既往体健。

体格检查：内科查体及妇科查体未见明显异常。舌淡红，苔白，脉沉细。

理化检查：子宫 B 超示卵巢增大，间质回声增强。卵巢内可见 12 个以上直径 2～9mm 的卵泡。

**1. 综合四诊要点对本病进行辨病辨证及分析。**

中医诊断：

证型：

辨证分析：

**2. 针对本案的手法治疗方案。**

## 案例二　气血亏虚证

周某，女，29 岁，已婚，2022 年 2 月 15 日就诊。主诉：经闭 6 个月不行。现病史：患者平素月经时而延迟，周期 35～40 天，量、色、质尚正常，经期 5 天，末次月经 2021 年 8 月 12 日。现面色少华，头昏腰酸，疲倦乏力，带下稀少。

既往史：轻度贫血。

体格检查：形体消瘦，舌质淡暗，苔薄白，脉沉细。妇科情况：子宫后位，稍小于正常，附件无特殊。

理化检查：未查。

**1. 综合四诊要点对本病进行辨病辨证及分析。**

中医诊断：

证型：

辨证分析：

**2. 针对本案的手法治疗方案。**

## 案例三　阴虚血燥证

桂某某，女，29 岁，已婚，2017 年 4 月 5 日初诊。主诉：闭经 1 年。现病史：患者 14 岁初潮后周期一直规律。3 年前患鼻咽癌，行放化疗治疗，其后出现经量逐月递减，色红质稠。1 年前出现月经迟迟未至。经西医治疗（具体不详），但月事仍未行。现时有头晕耳鸣，腰膝酸软，五心潮热，时有盗汗，口咽干燥，便秘。

既往史：2014 年鼻咽癌病史。

体格检查：身体消瘦，皮肤枯燥干涩，舌体瘦薄，舌红而有裂纹，无苔，脉细数无力。

理化检查：未查。

**1. 综合四诊要点对本病进行辨病辨证及分析。**

中医诊断：

证型：

辨证分析：

**2. 针对本案的手法治疗方案。**

## 案例四 气滞血瘀证

陈某某，女，18 岁，学生，2021 年 9 月 15 日初诊。主诉：闭经 6 个月。现病史：患者 6 个月前因与父母争吵，情绪激动后出现月经量逐渐减少，遂致经闭，伴胸胁满闷，乳房胀痛，烦躁易怒，少腹胀痛，大便干结。

既往史：既往体健。

体格检查：妇科查体无殊。舌暗，苔薄白，边有瘀斑，脉沉细。

理化检查：未查。

**1. 综合四诊要点对本病进行辨病辨证及分析。**

中医诊断：

证型：

辨证分析：

**2. 针对本案的手法治疗方案。**

## 案例五 痰湿阻滞证

张某，女，36 岁，已婚，2021 年 3 月 15 日初诊。主诉：闭经 6 个月。现病史：患者半年前出现经水渐少，去年 10 月经闭不行，在当地医院妇产科用西药治疗未好转。患者形体肥胖。平素胸胁满闷，咳嗽痰多色白，呕恶纳呆，身重嗜睡，带下色白黏稠，大便溏薄。

既往史：血脂偏高、脂肪肝病史。

体格检查：舌苔白滑而腻，脉濡缓。

妇科情况：外阴正常，阴道伸展性良，子宫后位、稍小，硬度正常，活动良，宫颈光滑，两侧附件（一），分泌物色白黏稠。

理化检查：白带常规检查示清洁度3度。

**1. 综合四诊要点对本病进行辨病辨证及分析。**

中医诊断：

证型：

辨证分析：

**2. 针对本案的手法治疗方案。**

预 防 调 护

1. 在经期或产后，注意调养，避免受凉、劳累等。

2. 调理饮食，忌偏食、择食等不良饮食习惯；身体肥胖者应节制饮食，加强体育锻炼；营养不良者要改善饮食，增加营养。

3. 保持心情舒畅，情绪稳定，解除心理负担，积极配合治疗。

4. 采取有效的避孕措施，避免多次人工流产、引产、刮宫等损伤。

5. 积极治疗某些慢性疾病，不宜长期服用某些药物，如避孕药、减肥药等，消除闭经致病因素。

6. 采用新法接生，避免产后大出血及感染。

7. 月经恢复正常，最好再坚持治疗2～3个疗程，以巩固疗效。

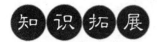

王之虹教授，博士生导师，长春中医药大学针灸推拿学科带头人，多年从事"手法对内脏功能调节作用"的研究，以脏腑经络理论治疗内科相关疾病。从医从教近 40 年来，其在治疗内、妇、软伤疾病方面取得了显著疗效。闭经病因多为血滞、血虚，因此治疗时多以活血通络、滋补肝肾为主。施以摩小腹，按摩关元、气海，温煦小腹部气血；按揉三阴交、足三里激发全身经气；一指禅推足太阳膀胱经背部要穴脾俞、肾俞或揉脊柱两侧膀胱经第一侧线以滋阴养血；擦督脉、八髎活血化瘀。血枯经闭者，配以一指禅推中脘、天枢、气冲、归来补气养血；血滞经闭者，配以揉捏阴廉、五里穴、阴包、血海至阴陵泉活血通络；按揉照海、然谷、公孙、隐白穴充养经脉气血以活血。

## 巩固练习

### 一、单选题

1. 下列哪一项可诊断为闭经 （　　）？

A. 月经三月一行，无其他不适

B. 月经一年一行，无其他不适

C. 以往月经不调，现停经 6 个月以上

D. 产后半年未行经，纯母乳喂养

2. 闭经虚证的发病机制是 （　　　　）。

A. 气滞血瘀，冲任受阻

B. 血海空虚，无血可下

C. 痰湿阻滞，冲任受阻

D. 肝阳上亢，经血逆流

3. 闭经的治疗原则是 （　　　　）。

A. 补肾养肝，养血通经

B. 虚者补而通之，实者泻而通之

C. 活血化瘀，以通为先

D. 益气养血，补肾通经

4. 某患者月经数月不行，烦躁易怒，胸胁胀痛，少腹胀痛或拒按，舌边紫暗或有瘀点，脉沉弦或沉涩。可考虑是闭经中的何种证型 （　　　　）？

A. 肝肾不足

B. 气血虚弱

C. 气滞血瘀

D. 痰湿阻滞

5. 下列哪项不属生理性闭经 （　　　　）？

A. 育龄期

B. 妊娠期

C. 哺乳期

D. 更年期

6. 肾阳虚型闭经的证候是 （　　　　）。

A. 年满 18 周岁，月经尚未来潮，脉沉细

B. 初潮较迟，经至后月经不调，脉细弱

C. 月经由后期量少，渐至闭经，脉细弱

D. 月初潮较晚，渐至闭经，腰痛如折，尿增多，脉沉弱

7. 月经数月不行，形体肥胖，胸脘满闷，呕恶痰多，带下量多，舌苔白腻，脉滑。属于以下何种证型闭经（　　）？

A. 寒湿凝滞型

B. 阳虚内寒型

C. 脾虚痰湿型

D. 肝郁气滞型

8. 下列各项，属闭经范畴的是（　　）。

A. 月经初潮后 1 年内月经数月停闭不行

B. 哺乳期的月经不来潮

C. 绝经后期的月经不来潮

D. 女子年满 16 周岁，月经尚未来潮

9. 患者月经停闭 8 个月，五心烦热，唇干颧红，盗汗，舌红，少苔，脉细数。尿妊娠试验阴性。其证候是（　　）。

A. 肾气亏损证

B. 气血虚弱证

C. 痰湿阻滞证

D. 阴虚血燥证

10. 患者月经停闭半年未行，形体肥胖，胸脘满闷，泛恶，带下量多，色白，苔腻，脉滑。尿妊娠试验阴性。其治法是（　　　）。

　　A. 补益肝肾，活血调经

　　B. 补中益气，养血调经

　　C. 燥湿化痰，活血调经

　　D. 燥湿祛痰，健脾止带

二、简答题

闭经的治疗原则是什么？

# 第九节　绝经前后诸证

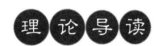

二维码 3-15
绝经前后诸证

　　妇女在绝经期前后，围绕月经紊乱或绝经出现明显不适证候如烘热汗出、烦躁易怒、潮热面红、眩晕耳鸣、心悸失眠、腰背酸楚、面浮肢肿、纳呆、便溏、情志不宁等症状，称为"绝经前后诸证"，也称"经断前后诸证"。

## 一、病因病机

本病以肾虚为主，因偏于阴虚或偏于阳虚，或阴阳两虚而出现不同证候，并可累及心、肝、脾，而出现兼夹之证（图 3-9）。

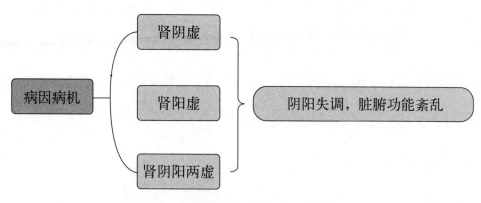

图 3-9 绝经前后诸症病因病机

## 二、诊断要点

（一）诊断

1. 病史

妇女在 45～55 岁，出现月经紊乱或停闭；或 40 岁前卵巢功能早衰，或有手术切除双侧卵巢及其他因素损伤双侧卵巢功能病史。

2. 症状

月经紊乱或停闭，随之出现烘热汗出、潮热面红、烦躁易怒、头晕耳鸣、心悸失眠、腰背酸楚、面浮肢肿、皮肤蚁走样感、情志不宁等症状。

### 3. 检查

（1）妇科检查：绝经后外生殖器开始萎缩，子宫大小尚正常或偏小，输卵管、卵巢及乳腺等组织也逐渐萎缩。

（2）辅助检查：检查血中雌二醇、黄体生成激素、卵泡刺激素、抗缪勒管激素等值，出现卵泡刺激素增高，抗缪勒管激素下降，雌二醇值可以正常，也可以下降。绝经后雌二醇下降，失去了周期性变化。

### （二）鉴别诊断

#### 1. 癥瘕

经断前后的年龄为癥瘕好发之期。如出现月经过多或经断复来，或有下腹疼痛，浮肿，或带下五色，气味臭秽，或身体骤然明显消瘦等症状者，应详加诊察，必要时结合西医学的辅助检查，明确诊断，以免贻误病情。

#### 2. 眩晕、心悸、水肿

绝经前后常有头痛、头晕、胸闷、心悸等症状，与某些内科的眩晕、心悸、水肿等相似，临证时应注意鉴别。

### （三）预后转归

本病持续时间长短不一，短则数月，长者数年，严重者甚至可持续 5～10 年，如未及时施治或因误治易发生情志异常、心悸、心痛、贫血、骨质疏松症等疾患。

# 三、辨证论治

## （一）辨证要点

本病发生以肾虚为本，临证应主要根据临床表现、月经紊乱的情况及舌脉辨其属阴、属阳，或阴阳两虚。

## （二）治则

本病以调和阴阳，补肾安神为主。

## （三）分型论治

绝经前后诸证的分型论治见表 3-9。

**表 3-9　绝经前后诸证的分型论治**

| 证型 | 月经情况 | 伴随症状 | 舌脉 | 治法 |
|------|---------|---------|------|------|
| 肾阴虚证 | 月经紊乱，月经提前，经量或多或少，经色鲜红 | 头晕耳鸣，阵发性烘热汗出，五心烦热，腰膝酸痛，足跟疼痛；皮肤干燥或瘙痒，口干，大便干结，小便短赤 | 舌质红，苔少，脉细数 | 滋养肾阴，佐以潜阳 |
| 肾阳虚证 | 经行量多，经色淡暗，或崩中暴下 | 精神萎靡，面色晦暗，形寒肢冷，腰膝酸冷，纳呆腹胀，大便溏薄，小便清长量多 | 舌质淡，或胖嫩，边有齿印，苔薄白，脉沉迟无力 | 温肾扶阳，佐以温中健脾 |
| 肾阴阳两虚证 | 月经紊乱，经量少或多 | 乍寒乍热，烘热汗出，头晕耳鸣，健忘，腰背冷痛 | 舌淡，苔薄，脉沉弱 | 阴阳双补 |

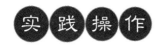

## ★ 实践操作要点

（一）治法

本病以调和阴阳，补肾安神为主。

（二）手法

推法、揉法、擦法、摩法、叩法、拿捏法等。

（三）主要穴位

肝俞、脾俞、肾俞、八髎、气海、关元、神门、足三里等穴。

（四）基本操作

（1）患者俯卧位，医生站于床的一侧：

① 双掌同时推背腰部及下肢膀胱经路线 3～5 遍；双掌由内向外分推背腰部数遍；双拇指重叠拨揉背腰部的竖脊肌 3～5 遍；叠掌揉或双掌同时揉背腰部 3～5 分钟。

② 双拇指按背部华佗夹脊穴 3～5 遍；按揉肝俞、脾俞、肾俞，每穴 2 分钟；小鱼际擦肾俞、八髎，以透热为度。

③ 双手多指揉、拿下肢，以小腿为重点；拇指重叠按压跟腱；小鱼际擦涌泉 1 分钟左右。

（2）患者仰卧位，医生站于床的一侧或取坐位：

① 双掌交替推胃脘部 5～7 遍；叠掌揉胃脘部 1～2 分钟；一指禅推中脘、气海、关元，每穴 1～2 分钟；顺时针摩腹 3 分钟左右。

② 拿上肢 3～5 遍，按揉神门、内关各 1 分钟左右。

③ 双手拿捏小腿内外侧 3～5 遍；按揉足三里、血海、三阴交各 1 分钟左右。

④ 双手鱼际分推前额部 3～5 遍；按揉攒竹、太阳，每穴 1～2 分钟；双掌对挤头部两侧，点按风池、头维各 1 分钟左右；多指擦两颞部 1～3 分钟；双手多指揉头部 3～5 分钟，轻叩头部 1 分钟左右；拿颈项部 3～5 遍，拿肩井 5～7 次。

（五）辨证加减

**1. 肾阴虚证**

加按揉复溜、照海各 1 分钟左右。

**2. 肾阳虚证**

加小鱼际擦命门 1 分钟左右；按揉百会 1 分钟左右。

**3. 肾阴阳两虚证**

加按揉关元、照海各 1 分钟左右。

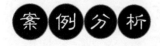

**案例一　肾阴虚证**

陈某某，女，49 岁，已婚，2019 年 10 月 5 日初诊。主诉：时感头晕、潮热汗出 6 月余。现病史：近 6 个月来患者时感头晕、潮热汗出，入夜尤甚，烦躁易怒，少寐多梦，记忆力减退，口干咽燥。月经周期紊乱，或先或后，量少，色鲜红。

既往史：高血压病史多年。

体格检查：形体消瘦，唇红，舌质红少苔，脉弦细略数。

理化检查：心电图正常。

B 超提示：子宫、附件正常。

**1. 综合四诊要点对本病进行辨病辨证及分析。**

中医诊断：

证型：

辨证分析：

**2. 针对本案的手法治疗方案。**

## 案例二　肾阳虚证

李某，女，50 岁，已婚，2022 年 6 月 19 日初诊。主诉：头晕、乏力 8 个月，月经紊乱 6 个月。

病史：患者 8 个月前开始出现头晕、乏力、欲睡，心烦胸闷，饮食减退，大便溏泄，面部及双下肢浮肿。近 6 个月来月经紊乱，或先或后，有时一月两潮，有时二三月一潮，量时多时少，色淡红。

既往史：体健。

体格检查：面色苍白，神倦，双眼睑及双下肢轻度浮肿，舌质淡红，苔薄白，脉沉细弱。宫颈柱状上皮异位轻度，宫体后倾，质软，活动欠佳，未触及包块，双侧附件未见异常。

理化检查：各项检查未见异常。

**1. 综合四诊要点对本病进行辨病辨证及分析。**

中医诊断：

证型：

辨证分析：

**2. 针对本案的手法治疗方案。**

## 案例三 肾阴阳两虚证

葛某，女，51 岁，已婚，2018 年 4 月 13 日初诊。主诉：失眠 6 月。现病史：患者近 6 个月以来眠差，难以入睡，卧则辗转不眠，寐则易醒。白天自觉乍寒乍热，烘热汗出，头晕耳鸣，腰酸神疲，纳差。伴有月经紊乱，量少或多。舌质淡红，舌苔薄白，脉沉细弱。

既往史：体健。

体格检查：舌质淡红，舌苔薄白，脉沉细弱。

理化检查：未查。

**1. 综合四诊要点对本病进行辨病辨证及分析。**

中医诊断：

证型：

辨证分析：

**2. 针对本案的手法治疗方案。**

**预防调护**

1. 搞好卫生宣传教育工作，让妇女了解绝经前后有关生理现象和保健知识。

2. 注意劳逸结合，生活规律，睡眠充足，避免过度劳累和紧张。

3. 适当进行体育锻炼，以增强体质。

4. 调畅情志，保持心情舒畅，避免精神刺激。

5. 调整饮食，增强蛋白质、维生素、钙等的摄入，少食辛辣及高脂、高糖食物。

**知识拓展**

中医五音疗法是基于中医基础理论，以形神共养为核心思想，以因人、因时及因证施乐为治疗原则，运用"角、徵、宫、商、羽"五种不同音调的音乐来预防和治疗疾病的一种干预方法。自古就有"百病生于气，而止于音"的说法，《灵枢·邪客》提到"天有五音，人有五脏。天有六律，人有六腑"，把音律和五脏六腑进行对应，意味着两者间必然具有彼此影响的关联。"角调、徵调、宫调、商调、羽调"此五种音调在人体内关联于五脏"肝、心、脾、肺、肾"，人们的情感"怒、喜、思、悲、恐"，它们之间既互相影响又互相联系。宋代《欧阳文忠公集》中记载了欧阳修亲身经历用音乐治疗疾病，文中谈到他早年患有"幽忧之疾"，多年求医问药无果，后受友人熏陶，借学琴听琴，终不药而愈。清代医家吴师机在《理瀹骈文》中谈及七情所致的疾病，既可以通过看书来排遣消磨，也可以借助听音乐来消愁解闷，其治疗效果要远远优于那些用药治病的效果。音乐将情绪引于自身之中以此来抒发、调畅情志，也是中医音乐治疗与人自身情感的一种互动与交流。《史记·乐书》中提到"音乐者，所以动荡血脉、流通精神而和正心也"。五音疗法正是通过辨证施乐利用不同节调式的音乐来调节人们的情志，调整脏腑经络功能，使人体阴阳平和，从而达到未病先防的目的。现代学者认为，五音疗法的作用机制为物理、心理、生理三方面共同作用，借助音乐调节身体器官振动频率、协助患者调控情绪及神经细胞兴奋性。根据现代研究结果显示，十二经络分别与五音六律对应，不同频率声波的刺激下会产生与其经络气血共振的现象，这与《黄帝内经》中"五音应五脏"的理论完全一致。通过五音疗法的共振现象可降低人体交感神经的兴奋性，减缓心率及呼吸频率，减轻患者的焦虑、抑郁情绪，改善睡眠质量。绝经前后这个时期出现的情志问题也可以借助音乐疗法治疗。

**巩固练习**

1. 患者，女，50岁，已绝经2年，时而烘热汗出，时而畏寒肢冷，头晕耳鸣，腰酸乏力，舌苔薄，脉细。辨证为（　　）。

A. 肾阳虚

B. 肝肾不足

C. 阴虚阳亢

D. 肾阴阳俱虚

2. 绝经前后诸症的主要病机是 （    ）。

A. 肾阳虚

B. 肾阴虚

C. 心气不足

D. 肝郁

3. 下列各项不属于更年期综合征肾阴虚临床表现的是 （    ）。

A. 头晕耳鸣

B. 烘热汗出

C. 五心烦热

D. 夜尿频繁

4. 绝经期综合征推拿手法操作时，要注意手法 （    ）。

A. 力量重、速度快

B. 力量轻、速度快

C. 力量重、速度慢

D. 力量不宜太重、速度不宜太快

5. 某患者绝经前后，月经周期紊乱，量少或多，色鲜红，头晕目眩，耳鸣健忘，腰膝酸软，烘热汗出，失眠多梦，口干便秘，或皮肤瘙痒，舌红少苔，脉细数，可考虑是绝经期综合征中的何种证型（　　　）?

A. 肾阴虚

B. 肾阳虚

C. 肝肾不足

D. 肝郁气滞

6. 患者，45岁。近两年出现月经紊乱，月经提前，量少或量多，或崩或漏，经色鲜红，头晕耳鸣，烘热汗出，五心烦热，腰膝、足跟疼痛，皮肤干燥瘙痒，口干，尿少便结，舌红，少苔，脉细数。其证候是（　　　）。

A. 肾阴虚证

B. 肾阳虚证

C. 肾阴阳俱虚证

D. 心肾不交证

# 第四章　带下病

"带下"一词，有广义、狭义之分。广义带下是泛指女性经、带、胎、产、杂病而言。由于这些疾病都发生在带脉之下，故称为"带下病"。狭义带下又分为生理性带下及病理性带下。生理性带下属于妇女体内的一种阴液，是由胞宫渗润于阴道的色白或透明、无特殊气味的黏液，氤氲之时增多。病理性带下即带下病，有带下量多，色、质、气味异常；有带下量少，阴道干涩；或伴全身、局部症状。

带下病是指带下量明显增多或减少，色、质、气味发生异常，或伴全身或局部症状。带下明显增多者称为带下过多；带下明显减少者称为带下过少。在某些生理情况下也可出现带下增多或带下减少，如月经期前后、排卵期、妊娠期带下增多而无其他不适，为生理性带下；绝经前后白带量减少，而无不适，亦为生理现象，不作病论。

本章所讨论的是狭义的病理性带下，重点论述带下过多。

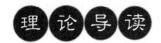

带下量过多，色、质、气味异常，或伴全身、局部症状，称为"带下过多"，又称"下白物""流秽物"等。

## 一、病因病机

本病的主要病机是湿邪伤及任、带二脉，使任脉不固，带脉失约而致。湿邪是导致本病的主要原因，但有内外之别。脾、肝、肾功能失调是产生内湿之因（图4-1）。

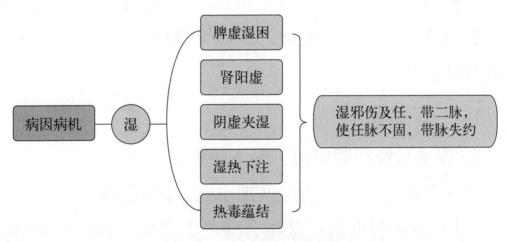

图4-1 带下病的病因病机

## 二、诊断要点

（一）诊断

### 1. 病史

经期、产后余血未净，摄生不洁，或不禁房事，或妇科手术后感染邪毒病史。

## 2. 症状

带下量明显增多，伴有带下的色、质、气味异常，或伴有阴部瘙痒、灼热、疼痛，或兼有尿频、尿痛、小腹痛、腰骶痛等局部及全身症状。

## 3. 检查

（1）妇科检查：可见各类阴道炎、宫颈炎、盆腔炎等炎性体征，如见阴道黏膜充血、触痛，或阴道壁附有一层白膜；或宫颈口充血，宫颈外口有脓性分泌物等。

（2）辅助检查：阴道分泌物涂片检查，可查到有滴虫、白念珠菌及其他病原体。B超检查对盆腔炎症及盆腔肿瘤有诊断意义。

（二）鉴别诊断

## 1. 赤带与经间期出血、漏下的鉴别

带下呈赤色时，应与经间期出血、漏下鉴别。

（1）经间期出血：是指月经周期正常，在两次月经之间出现周期性出血，一般持续3～7天，可自行停止。赤带者，其出现无周期性，且月经周期正常。

（2）漏下：是经血非时而下，淋漓不尽，月经周期紊乱。而赤带者，月经周期正常。

## 2. 赤白带、黄带与阴疮、子宫黏膜下肌瘤的鉴别

带下呈赤白带或黄带时，需与阴疮、子宫黏膜下肌瘤鉴别。

（1）阴疮：是指妇人阴户生疮，阴疮溃破时也可出现赤白样分泌物，但局部红、肿、热、痛或积结成块，而带下病无此症状。

（2）子宫黏膜下肌瘤：当肌瘤突入阴道时，也出现脓性白带或赤白带，但妇科检查可见悬吊于阴道内的黏膜下肌瘤，即可鉴别。

### 3. 白带与白浊、白淫的鉴别

带下呈白色时，需与白浊、白淫鉴别。

（1）白浊：是指尿窍流出浑浊如米泔样物的一种疾病，多随小便排出，可伴有小便淋漓涩痛。而带下出自阴道。

（2）白淫：为女子骤然从阴道流出大量白色黏液，与带下病之阴中绵绵而下白物、无有休止之症状不同。

由于带下过多是一种症状，许多疾病均可出现，若出现大量浆液性黄水，或脓性，或米汤样恶臭带下时，应警惕宫颈癌、宫体癌或输卵管癌，可通过妇科检查，借助阴道细胞学、宫颈、子宫内膜病理检查，B超、宫腔镜、腹腔镜等检查，进行鉴别。

### （三）预后转归

带下过多经过及时治疗多可痊愈，预后良好。若治疗不及时或治不彻底，或病程迁延日久，反复发作，可致月经异常、盆腔疼痛、癥瘕和不孕症等。

## 三、辨证论治

### （一）辨证要点

带下过多的辨证要点主要依据带下的量、色、质、气味的异常及伴随症状、舌脉辨其寒热、虚实。

### （二）治疗原则

本病的治疗原则重在除湿。

### （三）分型论治

带下病的分型论治见表 4-1。

表 4-1　带下病的分型论治

| 证型 | 色 | 质 | 味 | 伴随症状 | 舌脉 | 治法 |
|---|---|---|---|---|---|---|
| 脾虚湿困证 | 色白或淡黄 | 稀，或如涕如唾，绵绵不断 | 无气味 | 面白无华，四肢不温，肢倦，便溏，腹胀纳少，或四肢浮肿 | 舌淡胖，苔白或腻，脉细缓 | 健脾益气，升阳除湿 |
| 肾阳虚证 | 色淡 | 清冷如水，绵绵不断 | 无气味 | 腰膝酸软冷痛，形寒肢冷，小腹冷感，面色晦暗，小便清长，或夜尿增多，大便溏薄 | 舌淡，苔白润，脉沉弱 | 温肾助阳，固任止带 |

| 证型 | 色 | 质 | 味 | 伴随症状 | 舌脉 | 治法 |
|------|-----|-----|-----|---------|------|------|
| 阴虚夹湿证 | 色黄或赤白相间 | 稠 | 有气味 | 腰酸腿软，头晕耳鸣，五心烦热，咽干口燥，或烘热汗出，失眠多梦 | 舌质红，苔少或黄腻，脉细数 | 滋肾益阴，清热利湿 |
| 湿热下注证 | 色黄或呈脓性 | 黏稠 | 有臭气 | 外阴瘙痒，小腹作痛，脘闷纳呆，口苦口腻，小便短赤 | 舌质红，苔黄腻，脉滑数 | 清热利湿止带 |
| 热毒蕴结证 | 黄绿如脓，或赤白相间，或五色杂下 | 黏稠 | 臭秽难闻 | 小腹疼痛拒按，腰骶酸痛，口苦咽干，小便短赤，大便干结 | 舌质红，苔黄或黄腻，脉滑数 | 清热解毒止带 |

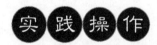

## 一、实践操作要点

### （一）治法

本病的治疗以祛湿止带为原则。

### （二）手法

揉法、推法、摩法、拍法、拿法、拨揉法等。

（三）主要穴位

肝俞、脾俞、肾俞、八髎、中脘、气海、带脉、足三里等穴。

（四）基本操作

（1）患者俯卧位，医生站于床的一侧：

① 双手叠掌揉背腰部两侧5~7遍；按揉肝俞、脾俞、肾俞等穴各1分钟左右。

② 叠掌揉八髎部位，虚掌拍打八髎部位3~5次。

（2）患者仰卧位，医者站于床的一侧：

① 双手掌交替推腹部，叠掌揉腹部，单手掌摩小腹部3~5分钟；按揉中脘、气海、关元各1分钟左右；两手多指同时按揉、拿捏带脉穴3~5次。

② 双手拇指同时拨揉两侧下肢胃经路线3~5遍，按揉足三里1分钟左右；掌揉下肢内侧脾经路线5~7遍，按揉阴陵泉、三阴交各1分钟左右。

③ 双手拇指分别按揉双侧足弓脾经路线3~5遍，按揉公孙1~2分钟。

（3）患者端坐位，医生站其后侧：双手多指揉、拿肩部3~5遍，拿肩井5~7次。

（五）辨证加减

**1. 脾虚湿困证**

加按揉胃俞1~2分钟；捏脊5~7遍。

### 2. 肾阳虚证

加小鱼际擦肾俞、命门，掌擦八髎部位，以透热为度。

### 3. 阴虚夹湿证

加按揉太溪 1～2 分钟；直擦涌泉，以透热为度。

### 4. 湿热下注证

加按揉行间、太冲各 1～2 分钟；双手掌搓摩胁肋部数遍。

### 5. 热毒蕴结证

加按揉大肠俞、曲池、合谷各 1～2 分钟。


## 二、实践视频教学

二维码 4-1　带下病操作


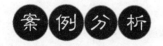

## 案例一　肾阳虚证

吴某，女，34 岁，已婚，2021 年 3 月 8 日初诊。主诉：白带量多 2 年余，加重 1 个月。现病史：患者 25 岁结婚生 2 男 1 女，人流 2 次。平素常感腰酸乏力，四肢不温。2 年多来白带较多，纳少，消瘦、头晕，未引起重视。1个月前，因劳累过度，诸病加重，白带大增，清稀如水，量多如注，无臭味，无秽气。

既往史：体健。

体格检查：妇科检查示外阴无炎症反应，阴道黏膜无充血，有大量白色分泌物，无臭味，子宫、附件正常。舌质淡胖、苔白微腻，脉沉细。

理化检查：阴道清洁度为Ⅳ。

**1. 综合四诊要点对本病进行辨病辨证及分析。**

中医诊断：

证型：

辨证分析：

**2. 针对本案的手法治疗方案。**

## 案例二 脾虚夹湿证

江某，女，32岁，已婚，2023年5月18日初诊。主诉：带下量多1年。现病史：近1年来患者带下量多色白，质清稀，绵绵不断。伴有纳呆脘闷，大便溏薄，面色萎黄，倦怠乏力。

既往史：体健。

体格检查：妇科检查示阴道黏膜无充血水肿，有较多白色分泌物，无臭味。舌质淡，苔白腻，脉缓弱。

理化检查：阴道分泌物涂片检查阴性。

**1. 综合四诊要点对本病进行辨病辨证及分析。**

中医诊断：

证型：

辨证分析：

**2. 针对本案的手法治疗方案。**

## 案例三　湿热下注证

秦某，女，35岁，已婚，2022年8月25日初诊。主诉：带下量多，色黄1年。现病史：患者去年8月以来带下呈黄色，量多质黏稠，味腥臭，伴阴部瘙痒难忍，身重乏力，胸闷食少，口苦咽干，溲黄便结。曾多次用抗生素治疗，效不持久。特来就诊。

既往史：体健。

体格检查：妇科检查示外阴发育正常，无溃疡、无肿瘤，有大量黄绿色分泌物，阴道黏膜充血，其味腥臭。宫颈光滑，有脓性分泌物，宫体水平位，大小正常，质软；活动可，未触及包块，双侧附件未见异常。舌红、苔黄腻，脉滑数。

理化检查：阴道分泌物涂片检查未找到活动的毛滴虫。

**1. 综合四诊要点对本病进行辨病辨证及分析。**

中医诊断：

证型：

辨证分析：

**2. 针对本案的手法治疗方案。**

1. 保护外阴清洁干爽，勤换内裤，注意经期、产后卫生，禁止盆浴。

2. 勿冒雨涉水和久居潮湿之地，以免感受寒湿之邪。

3. 合理饮食，不宜过食肥甘辛辣之品，以免损伤脾胃，滋生湿热。

4. 做好计划生育工作，避免早婚、多产，以及多次人工流产。

5. 医务工作者要严格执行无菌操作，以避免医源性交叉感染；对具有交叉性感染的带下病，在治疗期间应禁止性生活，性伴侣应同时接受治疗。

6. 定期进行妇科检查，做到早发现，早治疗。

7. 没有排除生殖系统肿瘤的带下病患者，应严禁施用按摩手法治疗。

知 识 拓 展

承淡安（1899—1957年）是南京中医药大学首任校长，现代针灸学科的奠基人，澄江针灸学派的创始人。1935年承淡安在《光华医药杂志》刊文，认为"妇女为民族之主要素，其健康与否，直接影响种族之繁衍……今日国内之妇女多病，其主因固属缺少运动与清洁，并营养之不良，而形成普遍之病微，则为白带"。

1. 早期强调取穴，带脉专治带下

承淡安在 1937 年版《中国针灸治疗学》"妇人门"篇中仅提到"赤白带下 曲骨灸七壮"，强调曲骨穴对带下病的治疗意义。在 1940 年版《中国针灸学讲义》中，承淡安提出了"带脉专治带下"，对于带下病的治疗，依据寒热辨证，属热则针泻以清热，属寒则艾灸以除寒，规范了针灸治疗带下病的针灸处方。

具体方案：归来穴、中极穴位近子宫，能直达病灶，驱除障碍。三阴交穴针之则清热养阴，灸则能温暖下焦，用之以为合穴之佐使。属热则针泻以清热，属寒则艾灸以除寒，赤带系子宫炎肿，黏滞夹血而下，故针血海以清血，针三焦俞、小肠俞以清下焦之火。若带病久延体质渐衰、食减面黄者，则当加针灸肾俞穴、命门穴、关元穴、脾俞穴，以补脾肾，固下元。

2. 后期重视八髎，强调腧穴刺激量

承淡安对带下病的认识也是不断丰富的过程，其治疗思路与取穴也是不断革新的。在对带下病的诊疗不断认知与实践中，承淡安逐渐重视八髎穴在带下病中的运用。承淡安在《针灸精华》中专门介绍了八髎穴：一、上髎穴；二、次髎穴；三、中髎穴；四、下髎穴。穴在荐骨部之两侧，左右各四，合并名之曰八髎。八髎穴治疗妇科疾病自古有之，《扁鹊神应针灸玉龙经》就有"女人经候不匀调，中极气海与中髎"的记载，《针方六集》《类经图翼》《循经考穴编》均有八髎穴主治"赤白带下""带病赤白"的论述。

承淡安先生后期以西医病名分类来划分带下病，并与带下病中医证型相联系，强调针灸治疗是以消炎、调整局部血行为目的。在取穴规律上，承淡安重视八髎穴运用，认识到八髎穴为治疗带下病的重要取穴。在施术方法部分，强调刺激频率与刺激方法。刺激频率"每日轮换""每日或日间作"，规范了带下病治疗的频次。刺激方法，由"属热则针泻以清热，属寒则艾灸以除寒"演化为"针治……兼用艾条灸治"。在刺激量方面，提出了"慢性者用轻刺激""急性者用中刺激"。

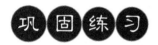

**一、单选题**

1. 湿热带下的治疗原则是 （　　　　）。

A. 健脾益气，升阳除湿

B. 温肾培元，固涩止带

C. 清热利湿止带

D. 清热解毒，除湿止带

2. 某女，36 岁，带下色白或淡黄，质稀薄，如涕如唾，绵绵不断，无臭气；面色萎黄，四肢倦怠，纳少便溏，或四肢浮肿；舌淡胖，脉细缓，多见于带下病的（　　　　）。

A. 脾虚证

B. 肾虚证

C. 肝经湿热证

D. 热毒证

3. 脾虚带下的治疗原则是 （　　　　）。

A. 健脾益气，升阳除湿

B. 温肾培元，固涩止带

C. 清热利湿止带

D. 清热解毒，除湿止带

4. 带下俱是 （　　　　）。

A. 实证

B. 虚证

C. 湿证

D. 热证

5. 热毒带下的治疗原则是 （　　　　）。

A. 健脾益气，升阳除湿

B. 温肾培元，固涩止带

C. 清热利湿止带

D. 清热解毒，除湿止带

## 二、判断题

1. 带下病的主要病机是湿邪伤及任、带二脉，使任脉不固，带脉失约而致。（　　　）

2. 湿邪是带下病的主要原因。（　　　）

3. 带下病的治则以除湿为主。（　　　）

## 三、名词解释

1. 狭义带下病

2. 广义带下病

3. 生理性带下

## 四、简答题

简述带下过多中的湿热下注证的临床表现。

# 第五章 妊娠病

# 第一节 妊娠恶阻

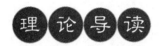

妊娠早期出现恶心呕吐，头晕厌食，甚则食入即吐者，称为"妊娠恶阻"，又称"妊娠呕吐""子病""病儿""阻病""食病"等。

妊娠恶阻是妊娠早期常见的病灶之一。若妊娠早期仅出现恶心、厌食、择食、头晕或晨起偶有呕吐痰涎者，为早孕反应，一般 3 个月后可自行缓解，不属病态，无需特殊治疗；若反应严重，反复呕吐不能自止者，可影响孕妇的身体及胎儿的发育，故需及时治疗。

医学称之为"妊娠剧吐"。

## 一、病因病机

本病发生的主要机制是冲气上逆，胃失和降。发病的诱因是孕后经血不泻，阴血下注冲任以养胎，冲脉之气较盛，上逆犯胃致本病。临床常见的原因有脾胃虚弱，肝胃不和两种证型。

### 1. 脾胃虚弱

素体脾胃虚弱，受孕之后，血聚冲任以养胎，冲脉之气偏盛，又冲脉隶属阳明，其气循经上冲犯胃，胃失和降（图5-1），反随冲气上逆而致恶阻。若脾虚痰饮内停者，痰饮亦随之上泛而呕恶。

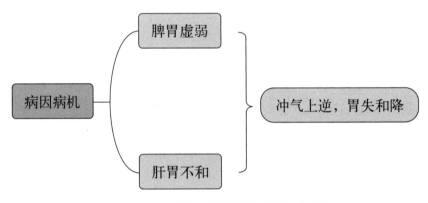

图 5-1　妊娠恶阻的病因病机

### 2. 肝胃不和

素性抑郁或急躁易怒，肝气郁结，郁而化热，孕后血聚养胎，肝血不足，肝火偏旺，且冲脉气盛，冲气并肝火上逆犯胃，胃失和降，而致呕恶。

以上两证均可因呕吐不止，不能进食，而导致气阴两伤的重症，出现精神萎靡，形体消瘦，眼眶下陷，双目无神，四肢乏力。如呕吐剧烈，甚则呕吐带血样物，发热口渴，尿少便秘，唇舌干燥，舌质红，苔薄黄而干或光剥，脉细滑数无力等气阴两虚的表现。治宜益气养阴，和胃止呕。

## 二、诊断要点

### 1. 诊断

（1）病史：有停经史，早孕反应史。

（2）临床表现：轻者，妊娠早期恶心呕吐，且食后多见，伴头晕厌食，倦怠嗜睡，体温、脉搏正常；中、重度者，呕吐频繁，不能进食，甚或食入即吐，呕吐物含胆汁、咖啡样物，精神萎靡，体重减轻，皮肤黏膜干燥，体温升高，脉搏加快，甚至出现黄疸，血压降低，嗜睡或昏迷等。

（3）检查

① 妇科检查：为妊娠子宫。

② 辅助检查：尿妊娠试验阳性；中、重度者，尿酮体阳性，还需选择血常规、电解质、肝和肾功能等检查。

### 2. 鉴别诊断

（1）胃炎：慢性胃炎除恶心呕吐外，并有胃脘部经常隐痛、上腹部饱胀、食后更甚等症状，病史较长，发病与妊娠无关，急性胃炎多有饮食不节史，胃镜检查可鉴别。

（2）妊娠合并病毒性肝炎：有与肝炎患者密切接触史，或接受输血，注射血制品的病史，恶心呕吐、食欲减退的同时，伴有厌油腻、腹胀、腹泻及肝区疼痛等症状，肝功能检查等可资鉴别。

（3）妊娠合并急性阑尾炎：急性阑尾炎开始于脐周，

或中上腹部剧烈疼痛，伴有恶心呕吐，随后疼痛转移到右下腹部，有压痛、反跳痛，伴有腹肌紧张，出现体温升高和白细胞增多。

（4）葡萄胎：除剧烈恶心呕吐外，有不规则的阴道出血，偶有水泡状胎块排出，子宫大小与停经月份不符，多较停经月份大，质软，人绒毛膜促性腺激素（HCG）水平明显升高，B超显示宫腔内呈"落雪状"图像，而无妊娠囊、胎儿结构及胎心搏动。

## 三、辨证论治

### 1. 辨证要点

妊娠恶阻的辨证重在观察患者除在妊娠早期呕吐外的其他全身伴随症状，结合舌脉，辨其虚、实。

### 2. 治则

本病的治疗原则重在调气和中，降逆止呕。

### 3. 分型论治

妊娠恶阻的分型论治见表 5-1。

表 5-1　妊娠恶阻的分型论治

| 证型 | 时期 | 主症 | 伴随症状 | 舌脉 | 治法 |
|---|---|---|---|---|---|
| 脾胃虚弱 | 妊娠早期 | 恶心呕吐不食，甚则食入即吐 | 呕吐清涎，神疲乏力、纳少，腹胀 | 舌淡，苔白，脉缓滑无力 | 健脾和胃，降逆止呕 |

| 证型 | 时期 | 主症 | 伴随症状 | 舌脉 | 治法 |
|------|------|------|----------|------|------|
| 肝胃不和 | 妊娠早期 | 呕吐酸、苦水，甚至咖啡样物 | 烦渴口苦，胸胁满闷，嗳气叹息，头晕目眩 | 舌红，苔黄，脉弦滑数 | 清肝和胃，降逆止呕 |

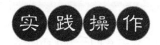

## ★ 实践操作要点

### 1. 治法

本病的治疗以调气和中，降逆止呕为原则。脾胃虚弱者，治以健脾和胃，降逆止呕；肝胃不和者，治以清肝和胃，降逆止呕。

### 2. 主要穴位

天突、缺盆、内关、大陵、肝俞等穴。

### 3. 主要手法

揉法、拿法、推法、擦法、拍法、按法等。

### 4. 基本操作

（1）患者俯卧位，医生站于床的一侧：

① 双手叠掌轻揉膀胱经膈俞至胃俞一段 5～7 遍。（胸1～胸12段）

② 双手多指拿捏背肌 3～5 遍。

（2）患者仰卧位，医生站于床的一侧：

① 单手掌从天突推至剑突 7~8 遍，按揉天突约 1 分钟；小鱼际擦天突至剑突段；双拇指指腹自内而外同时按压两侧锁骨下缘 3~5 遍；双拇指交替点按缺盆 1~2 分钟。

② 双手轻拿胫骨内缘并自上而下轻轻滑按 3~5 遍。

③ 单手拍前臂屈肌面 5~8 遍；按揉内关、大陵各 1~2 分钟。

（3）患者侧卧位，医生站其背后：双手掌自后向前交替推抹胁肋部，双拇指轻轻按揉肝俞 1~2 分钟。

### 5. 辨证加减

（1）脾胃虚弱证：加按揉脾俞、胃俞、足三里各 1~2 分钟。

（2）肝胃不和证：加双手搓摩两胁 1 分钟左右；按揉膻中 1~2 分钟。

## 案例分析

陈某某，女，28 岁，农民，2022 年 6 月 20 日初诊。

主诉：停经 9 周，呕吐 3 周，加重 1 周。

病史：患者停经 9 周，停经后曾做妊娠试验（＋）而诊断为早孕。近 3 周来出现头晕、厌食、呕吐等早孕反应，且呕吐由轻转剧，脘腹胀闷。1 周来呕吐食少或食入即吐，频频不止，自觉气逆上冲，思睡头晕，周身乏力，形体渐瘦。

检查：面色苍白，精神欠佳，体温、血压正常。舌淡、苔白，脉缓滑无力。

妇科检查：外阴已婚型，阴道壁、宫颈着色。子宫增大与停经周数相符。

**1. 综合四诊要点对本病进行辨病辨证及分析。**

中医诊断：

证型：

辨证分析：

**2. 针对本案的手法治疗方案。**

预 防 与 调 护

1. 鼓励进食，饮食宜清淡而富于营养，少食多餐；服汤药宜浓煎，少量频服；禁肥甘厚味及辛辣之品。

2. 患者应解除思想顾虑，保持乐观愉快的情绪，避免精神刺激。

3. 重度呕吐而脱水、酸中毒者，宜卧床休息，并结合西医学进行综合治疗，待病情稳定后，再行按摩手法治疗。

巩 固 练 习

## 一、单选题

1. 恶阻的主要发病机制是 （　　）。

A. 脾胃虚弱，肝气偏旺

B. 冲气上逆，胃失和降

C. 肝失条达，气机郁滞

D. 痰湿内停，阻滞胃脘

2. 恶阻常见证候，错误的是 （　　　）。

A. 呃逆

B. 头晕厌食

C. 恶闻食气

D. 食入即吐

3. 恶阻肝胃不和证的治法是 （　　　）。

A. 健脾和胃，降逆止呕

B. 清热和胃，理气止呕

C. 理气和胃，化痰止呕

D. 清肝和胃，降逆止呕

4. 下列各项，不属恶阻气阴两虚证证候的是（　　　）。

A. 形体消瘦

B. 双目无神

C. 尿少便结

D. 胸胁胀满

5. 患者，女，24岁。妊娠呕吐剧烈，甚则呕吐带血样物，发热口渴，尿少便秘，唇干舌燥，舌质红，苔薄黄而干，脉细滑数无力。其证候是 （　　　）。

A. 气阴两虚证

B. 肝胃不和证

C. 脾气虚弱证

D. 阴虚内热证

## 二、简答题

妊娠恶阻的辨证要点是什么?

# 第二节　妊娠咳嗽

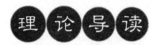

妊娠期间，咳嗽或久咳不已者，称"妊娠咳嗽"，又称"子嗽"。

本病的发生和发展与妊娠期间的特殊生理有关。若咳嗽剧烈或久咳不愈，可损伤胎气，导致堕胎、小产；若久咳不愈，潮热盗汗，痰中带血，精神倦怠，形体消瘦则属痨咳，俗称"抱儿痨"，属妊娠并发症，不在本节讨范围之内。

本病与西医学的妊娠合并上呼吸道感染、慢性支气管炎等引起的咳嗽相似。

## 一、病因病机

本病发生的主要机制是肺失清肃，气逆于上而致子嗽。

咳不离于肺，也不止于肺，肺不伤不咳，脾不伤不久咳。因此，本病的病位在肺，关系到脾，总之与肺、脾有关。肺为娇脏，不耐寒热，若素体阴亏，孕后血聚养胎，肺金失养，肺燥金伤，失于清肃，气逆而咳；若脾胃素虚，脾虚湿聚，土不生金，痰饮射肺，而致咳嗽痰多，久咳不愈。临床常见证型有阴虚肺燥、痰饮犯肺。

### 1. 阴虚肺燥

素体阴虚，肺阴不足，孕后阴血下聚养胎，则阴血愈亏，虚火上炎，灼肺伤津，肺失濡养，肃降失职而致咳嗽。

### 2. 痰饮犯肺

素体脾胃虚弱，痰湿内生，孕后气以载胎，脾虚益甚，或暴饮暴食，或生冷伤脾，脾失运化，水湿内停，聚湿生痰，痰饮射肺，肺失宣降，而发咳嗽（图5-2）。

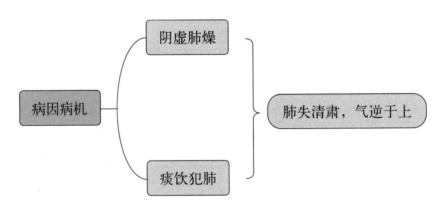

图 5-2　妊娠咳嗽的病因病机

西医学认为，妊娠晚期孕妇的横膈位置较孕早期升高约4cm，常使孕妇感到气促，在这种妊娠期生理改变的基础上，容易新感呼吸道疾病，而原有的呼吸道疾病也易复发。

## 二、诊断要点

### 1. 诊断

（1）病史：孕前有慢性咳嗽史，或孕后贪凉饮冷，感受外邪等病史。

（2）临床表现：妊娠期咳嗽不已，干咳无痰或多痰，或伴鼻塞流涕、发热恶寒等为主要临床特征。

（3）检查

① 孕期检查：无异常发现。

② 辅助检查：可有鼻黏膜潮红、肿胀，或咽部充血。妊娠早期不宜做胸透与胸部 X 线摄片，避免对胎儿造成伤害。中晚期患者，必要时可做辅助检查，了解肺的情况，排除其他器质性病变。

### 2. 鉴别诊断

本病应与妊娠合并肺结核相鉴别。

妊娠合并肺结核：患者多有孕前肺结核病史，未治愈而妊娠，或孕后复发。除久咳不已外，可见潮热、盗汗、痰中带血、身体逐渐消瘦等症状，必要时需进一步做胸部 X 线等有关检查，以资鉴别。

# 三、辨证论治

## 1. 辨证要点

妊娠咳嗽的辨证应根据起病的诱因、病程的长短、咳嗽的特征、咳痰的多少，结合兼证、舌脉分析辨证。干咳无痰，口燥咽干者，为阴虚肺燥；咳嗽痰多，胸闷气短者，多为痰饮犯肺。

## 2. 治则

清热润肺，化痰止咳。

## 3. 分型论治

妊娠的分型论治见表5-2。

### 表5-2 妊娠的分型论治

| 证型 | 时期 | 主症 | 伴随症状 | 舌脉 | 治法 |
|------|------|------|----------|------|------|
| 阴虚肺燥 | 妊娠期 | 干咳无痰，甚或痰中带血 | 口干咽燥，五心烦热，失眠盗汗 | 舌红，少苔，脉细滑数 | 养阴润肺，止咳安胎 |
| 痰饮犯肺 | 妊娠期 | 咳嗽痰多，色白黏稠 | 胸闷气促，甚至喘不得卧，神疲纳呆 | 舌淡胖，苔白腻，脉濡滑 | 健脾除湿，化痰止咳 |

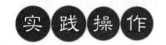

## ★ 实践操作要点

### 1. 治法

以清热润肺，化痰止咳为主，重在治肺，兼顾及脾，同时注意治病与安胎并举。阴虚肺燥者，治以养阴润肺，止咳安胎；痰饮犯肺者，治以健脾除湿，化痰止咳。

### 2. 主要穴位

膻中、尺泽、孔最、鱼际、足三里、丰隆、肺俞、脾俞等穴。

### 3. 主要手法

推法、摩法、擦法、搓法、按揉法等。

### 4. 基本操作

（1）患者仰卧位，医生站于床的一侧：

① 双手掌自上而下分推胸胁部数遍；指摩膻中2～3分钟；小鱼际擦天突至剑突一段5～7遍；按揉膻中1～2分钟；双手掌搓摩胁肋部5～7遍。

② 拇指按揉前臂肺经路线3～5遍，按揉尺泽、孔最、鱼际各1分钟左右。

③ 按揉下肢内侧脾经路线3～5遍，按揉足三里、丰隆各1分钟左右。

（2）患者俯卧位，医生站于床的一侧：单掌轻推、轻揉膀胱经第 1 侧线肩胛间区段；按揉肺俞、脾俞等穴各 1 分钟左右。

### 5. 辨证加减

（1）阴虚肺燥证：加按揉列缺、太溪各 1～2 分钟。

（2）痰饮犯肺证：加按揉脾俞、胃俞、公孙各 1～2 分钟。

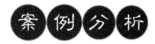

刘某某，女，28 岁，工人。2023 年 3 月 20 日初诊。

主诉：孕 6 月，咳嗽 4 月。

病史：患者孕 6 月，一般情况尚可，4 月前无明显原因出现咳嗽，干咳无痰，咳时作呕，小腹坠痛，阴道时有少许出血，未治而血可自止，以后间断阴道出血、量少，同时咳嗽日剧，自觉手足心热，入夜烦热，平日头目眩晕，腰膝酸软，经治疗出血虽止，但腹痛坠加重，咳嗽无减，多方治疗不效。

检查：体温不高，脉搏 104 次/分。舌质红略暗，少苔，脉弦软略滑而数，肺部 X 线检查未发现阴影，但两肺纹理增粗。

### 1. 综合四诊要点对本病进行辨病辨证及分析。

中医诊断：

证型：

辨证分析：

**2. 针对本案的手法治疗方案。**

预 防 与 调 护

1. 孕妇要注意妊娠期保健，慎起居，避风寒，以免寒邪犯肺。

2. 饮食宜清淡、新鲜而富有营养，勿暴饮暴食；素体阴虚者，禁食辛辣燥热之品；痰饮犯肺者，禁肥腻生冷之品。

3. 保持心情舒畅，避免精神刺激。

4. 发病后要及时治疗，以防病情迁延。

巩 固 练 习

**一、单选题**

1. 子嗽的发生主要责之于（　　）。

A. 脾胃

B. 肺肾

C. 肺脾

D. 肝肾

2. 阴虚肺燥子嗽的主症是（　　）。

A. 妊娠期间，咳嗽不已，干咳少痰

B. 妊娠期间，咳嗽痰多，胸闷气促

C. 妊娠期间，咳痰清稀，伴有头痛

D. 妊娠期间，咳痰不爽，痰涩黄稠

3. 脾虚痰饮子嗽的主症是 （　　　）。

A. 妊娠期间，咳嗽不已，干咳少痰

B. 妊娠期间，咳嗽痰多，胸闷气促

C. 妊娠期间，咳痰清稀，伴有头痛

D. 妊娠期间，咳痰不爽，痰涩黄稠

4. 妊娠期间，咳嗽痰多，胸闷气粗，喘不得卧，神疲纳呆，舌淡胖，苔白腻。其证候是 （　　　）。

A. 脾肾阳虚

B. 水湿内停

C. 气血两虚

D. 脾虚痰饮

5. 上述疾病治法是 （　　　）。

A. 补气养血，化痰止咳

B. 健脾除湿，化痰止咳

C. 滋阴补肺，化痰止咳

D. 燥湿化痰，理气止咳

6. 妊娠五个月，咳嗽不已，干咳少痰，口干咽燥，手足心热，舌红少苔，脉细滑数。其诊断为 （　　　）。

A. 子满

B. 子肿

C. 抱儿痨

D. 子嗽

7. 上述疾病的治法是 （　　　）。

A. 养血安胎

B. 健脾化湿

C. 滋阴润肺

D. 养阴润肺，止咳化痰

## 二、简答题

简述阴虚肺燥型妊娠咳嗽的临床表现。

# 第三节　妊娠肿胀

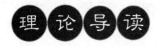

妊娠中晚期，孕妇出现肢体、面目肿胀者，称为"妊娠肿胀"，又称"子肿"。

若在妊娠 7～8 个月以后，只是脚部水肿，其肿并不超过膝，休息后可缓解或消退，且无其他不适，此为妊娠时期的常见现象，可不必治疗，产后自消。

西医学称本病为"妊娠水肿"。类似于妊娠高血压综合征中的妊娠水肿。

妊娠肿胀一病，临证不可轻视，若肿胀严重，可发展为子晕、子痫，预后较差，故应早期诊断，及时治疗。

## 一、病因病机

本病主要病机是脾肾阳虚，水湿内停；或胎气壅滞，气滞湿阻，水湿泛溢肌肤而为肿胀。妊娠肿胀一病病因虽多，总不外乎水湿为患，究其病因有脾虚、肾虚及气滞。其病位离不开肺、脾、肾三脏。肺通调水道，脾运化水湿，肾化气行水，人体水液代谢赖此三脏，而其关键又在于脾，即所谓"诸湿肿满，皆属于脾"，妊娠5～6月以后，胎儿逐渐长大，脾的升降之机为之不利，肺气不得宣达，通调水道功能失常，水液潴留，皆可致肿胀。

### 1. 脾虚

脾气素虚，孕后更虚，或孕后过食生冷，内伤脾阳，或忧思劳倦伤脾，脾虚运化失职，不能输布津液，反聚为湿，水湿内停，泛溢肌肤四肢，则为肿胀。

### 2. 肾虚

素体肾虚，命门火衰，孕后肾系胎元而益虚，肾阳虚，上不能温煦脾土，水湿不运，下不能温煦膀胱，气化失职，不能化气行水，以致水湿泛溢肌肤，而为肿胀。

### 3. 气滞

素多忧郁，或忿怒伤肝，肝郁气滞，气机不畅，不能疏泄脾土，脾之运化失职，加之孕后胎体逐渐增大，有碍气机的升降，两因相感，气滞湿阻，泛溢于肌肤，遂发肿胀（图5-3）。

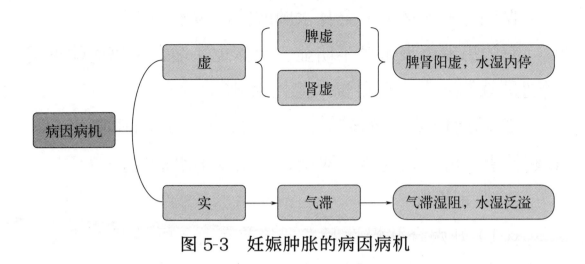

图 5-3　妊娠肿胀的病因病机

## 二、诊断要点

### 1. 诊断

（1）病史：素体脾肾虚弱，情志抑郁，或有严重贫血、原发性高血压、慢性肾炎等病史。

（2）临床表现：主要特征为水肿，妊娠 20 周后，出现面目、肢体水肿，多由踝部开始逐渐延至小腿、大腿、外阴、腹部，甚至全身。

（3）检查

① 孕期检查：双下肢对称性水肿，根据水肿的程度分为四度。

Ⅰ°：（＋）踝部及小腿有明显凹陷性水肿，休息后不消退。

Ⅱ°：（＋＋）水肿上延至大腿。

Ⅲ°：（＋＋＋）水肿延至外阴及腹部，肿势较前明显。

Ⅳ°：（＋＋＋＋）全身水肿或伴有腹水。

有的患者体表水肿不明显，而体重递增，凡每周体重递增超过 0.5kg 者，要警惕"隐性水肿"。

② 辅助检查：尿检可正常或蛋白较高；血压可正常；B 超检查了解有无畸胎、双胎、多胎及羊水情况。

### 2. 鉴别诊断

（1）妊娠合并慢性肾炎：孕前有急、慢性肾炎病史，孕前就有水肿，孕后逐渐加重，水肿首先发生在眼睑，尿检有蛋白尿或管型，病变继续进展则多数除水肿以外，可出现贫血、高血压和肾功能不全的症状和体征。

（2）妊娠合并心脏病：孕前有心脏病史，通过心电图、心功能检查可确诊。

（3）营养不良性水肿：是由低蛋白血症引起的水肿，常伴有贫血、消瘦、乏力、头昏、心悸、多尿等症状，血浆蛋白总量测定有助鉴别诊断。

此外，多胎妊娠、羊水过多、葡萄胎等亦可引起妊娠肿胀，B 超检查可资鉴别。

## 三、辨证论治

### 1. 辨证要点

本病根据肿胀的特点，临床重在辨清浮肿与气肿，并根据伴随的全身症状来辨别。浮肿者，病在有形之水，皮薄，色白而光亮，按之凹陷即时难起，多为脾虚、肾虚引起；气肿者，病在无形之气，皮厚而色不变，按之虽凹陷，但随按随起，为气滞所致。

## 2. 治则

本病治疗应本着治病与安胎并举的原则，以利水化湿为主，佐以养血安胎。

## 3. 分型论治

妊娠肿胀的分型论治见表 5-3。

表 5-3　妊娠肿胀的分型论治

| 证型 | 时期 | 主症 | 部位 | 伴随症状 | 舌脉 | 治法 |
|------|------|------|------|----------|------|------|
| 脾虚证 | 妊娠中后期 | 面目四肢浮肿，皮薄光亮，按之凹陷不起 | 甚或遍及全身 | 神疲乏力，气短懒言，口淡无味，食欲不振，大便溏薄 | 舌质胖嫩，边有齿痕，苔薄白或腻，脉缓滑无力 | 健脾理气，行水消肿 |
| 肾虚证 | 妊娠数月 | 面浮肢肿，按之没指 | 下肢尤甚 | 面色晦暗，心悸气短，腰膝酸软，畏寒肢冷，小便不利 | 舌淡苔白，脉沉迟 | 温阳化气，行水消肿 |
| 气滞证 | 妊娠3～4个月后 | 肢体肿胀，皮色不变，按之凹陷不明显，或随按随起 | 始于两足，渐及于腿 | 头晕胀痛，胸胁胀满，纳少腹胀 | 苔薄腻，脉弦滑 | 理气行滞，化湿消肿 |

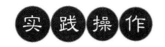

## ★ 实践操作要点

### 1. 治法

本病治疗应本着治病与安胎并举的原则，以利水化湿为主，佐以养血安胎。脾虚者，治以健脾理气，行水消肿；肾虚者，治以温阳化气，行水消肿；气滞者，治以理气行滞，化湿消肿。

### 2. 主要穴位

足三里、阴陵泉、复溜、公孙等穴。

### 3. 主要手法

推法、揉法、搓法、按揉法等。

### 4. 基本操作

患者仰卧位，医生站于床的一侧：

（1）双手掌自下肢远端向上轻推至近端3～5遍（踝关节上方至腹股沟）；两手掌根自下肢远端对揉至近端3～5遍；轻按揉足三里、阴陵泉、复溜各1分钟左右。

（2）患者屈膝外展，足弓暴露。单手掌轻推、拇指轻按揉足弓脾经路线3～5遍，拇指轻按揉公孙1分钟左右。

（3）单手掌自上肢远端轻推、揉至近端3～5遍，而后上下来回搓双上肢2～3遍（或以热为度）。

## 5. 辨证加减

（1）脾虚证：按常规手法操作。

（2）肾虚证：加掌擦肾俞、命门，以温热为度。

（3）气滞证：加搓摩胁肋部 5~7 遍。

案 例 分 析

杨某，女，29 岁，会计师，2022 年 8 月 9 日初诊。

主诉：妊娠 5 个月，面浮肢肿 4 天。

病史：妊娠 5 个月，近 4 天出现面目四肢浮肿，顽固不消。阴唇及下肢肿甚，妨碍行动。心悸气短，下肢逆冷，腰酸腿软。

检查：面浮肢肿，腰以下肿甚，按之没指，舌淡苔白微腻，脉沉迟无力。

孕检：宫底与脐平，胎动、胎心正常。

B 超提示：胎儿正常。

尿常规检查：未见蛋白尿。

**1. 综合四诊要点对本病进行辨病辨证及分析。**

中医诊断：

证型：

辨证分析：

**2. 针对本案的手法治疗方案。**

1. 重视妊娠期保健，做好产前检查，注意体重、水肿、蛋白尿、血压的变化情况。

2. 水肿严重者，卧床休息，取左侧卧位，低盐饮食，控制饮水量，禁食生冷油腻之品，或住院治疗。

3. 增加营养，摄入足够的蛋白质、维生素等。

巩 固 练 习

一、单选题

1. 子肿的发生，与哪些脏腑关系密切 （　　　）?

A. 肺、脾、肾

B. 心、肝

C. 肝、肾

D. 心、脾

2. 子肿气滞证的治法是 （　　　）。

A. 理气行滞，除湿消肿

B. 宣肺降气，利水消肿

C. 健脾化湿，利水消肿

D. 温补肾阳，化气行水

3. 关于子肿脾虚证的主要证候，叙述错误的是 （　　　）。

A. 妊娠数月，面目四肢浮肿

B. 皮厚而色不变，随按随起

C. 神疲懒言，胸闷气短

D. 食欲不振，大便溏薄

4. 患者，女，28岁。孕38周，感头晕头重目眩，胸闷泛恶，面目四肢浮肿，嗜睡眼花，苔白腻，脉弦滑，血压140/90mmHg。其治法是（　　　）。

A. 健脾化湿，平肝潜阳

B. 疏肝健脾，平肝潜阳

C. 滋阴泻火，利湿消肿

D. 健脾理气，行气消肿

5. 患者，女，28岁。孕35周，头晕目眩，头胀而重，面浮肢肿，胸胁胀满，纳差便溏，苔白腻，脉弦滑。其证候是（　　　）。

A. 脾虚肝旺证

B. 阴虚肝旺证

C. 痰火上扰证

D. 肝气郁结证

## 二、判断题

1. 妊娠肿胀的发病机制主要是脾虚、肾虚或气滞所致。（　　）

2. 妊娠7~8月以后，只是脚部轻度浮肿，无其他不适者，可不必治疗，产后可自消。（　　）

## 三、论述题

患者，女，28岁。孕21周，始下肢浮肿，休息后缓解，近一周肿势加剧，休息后不能缓解，浮肿部位按之凹陷不起，伴有脘腹胀满、纳食不香，大便稀薄、腰酸畏寒，夜尿频多。舌淡体胖，苔白润，脉沉缓滑，血压160/100mmHg。

1. 为明确诊断，还需要做哪些检查？

2. 目前的中医诊断是什么？应采用的治法是什么？

3. 若经治疗后，患者出现头晕目眩，头胀而重，面浮肢肿，胸闷欲呕，胸腹胀满。如何分析？

# 第四节 妊娠腹痛

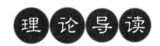

妊娠期间，出现小腹疼痛，反复发作者，称为"妊娠腹痛"，亦名"胞阻"。

本病属于西医学先兆流产的症状之一。

## 一、病因病机

本病的主要发病机制是胞脉阻滞，气血运行不畅，"不通则痛"；或胞脉失养，"不荣而痛"。其病位在胞脉、胞络。病情严重者，可影响到胎元，发展为胎漏、胎动不安。临床上常见证型有血虚、虚寒、气滞。

### 1. 血虚

素体血虚，或因劳倦思虑，或饮食失节，内伤脾土，脾虚化源不足，复因妊娠后血聚胞宫以养胎元，阴血更虚，胞脉失养，以致不荣而小腹疼痛。

### 2. 虚寒

孕妇素体阳虚，或孕后复感寒邪，胞脉失于温煦，阴寒内生，以致气血运行不畅，胞脉受阻，不通则痛，遂致腹痛，或受孕以后，肾阳益虚，胞脉失于温煦滋养，故不荣而痛。

### 3. 气滞

素体抑郁，或孕后情志所伤，肝气郁结，肝失条达，气行不畅，血行受阻，胞脉阻滞，不通则痛，遂致小腹疼痛（图5-4）。

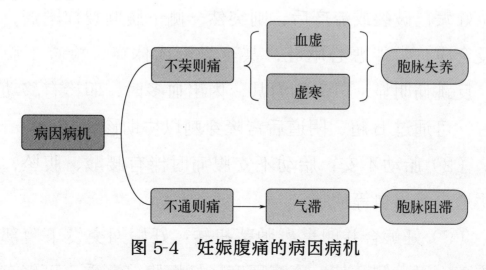

图 5-4 妊娠腹痛的病因病机

## 二、诊断要点

### 1. 诊断

（1）病史：有停经史及早孕反应史。

（2）临床表现：妊娠期间出现小腹部疼痛为主症，一般痛势较缓，且反复发作；以小腹绵绵作痛，或冷痛不适，或小腹连及胁肋胀痛为多见。

（3）检查

① 孕期检查：妊娠子宫大小与停经月份相符，腹部柔软不拒按。

② 辅助检查：尿妊娠试验阳性，必要时做 B 超等检查，以排除其他疾病引起的腹痛。

### 2. 鉴别诊断

（1）异位妊娠：异位妊娠未破裂之前，也有小腹隐痛，伴阴道不规则出血，妊娠试验阳性，B 超检查以鉴别。异位妊娠已破裂或流产后，则突然一侧下腹撕裂样剧痛，可波及全腹，常伴恶心呕吐，甚至晕厥或休克，检查下腹压痛、反跳痛明显，以患侧为甚，内出血多时，叩诊有移动性浊音；可通过 B 超、阴道后穹隆穿刺以协助诊断。

（2）胎动不安：胎动不安腹痛时伴有腰酸、腹坠，多有阴道少量出血等症状。

（3）妊娠合并卵巢囊肿蒂扭转：妊娠期突发下腹部剧烈疼痛，以一侧为甚，腹痛程度较妊娠腹痛严重；可伴有恶心呕吐，甚至晕厥；妇科检查及 B 超检查可资鉴别。

（4）妊娠合并急性阑尾炎：详见妊娠恶阻。

## 三、辨证论治

### 1. 辨证要点
本病主要根据腹痛的性质、结合兼证及舌脉辨其虚实。

### 2. 治则
本病治疗应本着养血理气，止痛安胎的原则。

### 3. 分型论治
妊娠腹痛的分型论治见表 5-4。

表 5-4　妊娠腹痛的分型论治

| 证型 | 时期 | 部位 | 痛性 | 伴随症状 | 舌脉 | 治法 |
|------|------|------|------|----------|------|------|
| 血虚证 | 妊娠期间 | 小腹 | 绵绵作痛，按之痛减 | 面色萎黄，头晕目眩，或心悸怔忡，失眠多梦 | 舌淡，苔薄白，脉细滑 | 补血养血，止痛安胎 |
| 虚寒证 | 妊娠期间 | 小腹 | 冷痛，喜温喜按，得热痛减 | 面色㿠白，形寒肢冷，纳少便溏，倦怠乏力 | 舌淡，苔薄白，脉沉弱 | 暖宫止痛，养血安胎 |
| 气滞证 | 妊娠期间 | 小腹或少腹 | 胀痛 | 胸胁胀满，心烦易怒，嗳气叹息 | 舌红，苔薄黄，脉弦滑 | 疏肝解郁，理气止痛 |

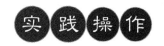

## ★ 实践操作要点

### 1. 治法

本病治则以养血理气，止痛安胎为主。血虚者，治以补血养血，止痛安胎；虚寒者，治以暖宫止痛，养血安胎；气滞者，治以疏肝解郁，理气止痛。

### 2. 主要穴位

肝俞、脾俞、肾俞、膻中、曲泉、足三里、公孙等穴。

### 3. 主要手法

按法、揉法、擦法、摩法、推法等。

### 4. 基本操作

（1）患者俯卧位或取坐位，医生站于床的一侧或后侧：

① 拇指按揉肝俞、脾俞各1~2分钟；并轻按、推肩胛内缘3~5遍。

② 双手掌轻揉肾区5分钟左右；小鱼际擦肾俞、命门，以透热为度。

（2）患者仰卧位，医生站于床的一侧：

① 双手掌分推胸胁部5~7遍；多指或手掌摩膻中3~5分钟。

② 轻按双下肢胫骨内缘2~3遍，拇指轻揉下肢胃经路

线 3～5 遍，按揉足三里、公孙各 1 分钟左右。

③ 患者屈膝外展。掌轻推曲泉至阴廉一段 5～7 遍；轻按揉曲泉、阴廉等穴各 1 分钟左右。

**5. 辨证加减**

（1）血虚证：加轻揉背部膀胱经第 1 侧线 3～5 遍；按揉脾俞、胃俞、足三里各 2 分钟左右。

（2）虚寒证：加掌擦大腿内侧阴经路线，以透热为度。

（3）气滞证：重点掌推膻中部位，双手掌分推胸胁部；轻揉肝俞、太冲各 1 分钟左右。

**案 例 分 析**

郭某某，女，27 岁，营销员，2023 年 4 月 22 日初诊。

主诉：怀孕 5 月余，腹痛近 1 个月。

病史：怀孕 5 月余，近 1 个月来时感腹中疼痛，经西医妇产科检查，胎无异常，用抗生素及止痛药治疗近 1 周无效，特来我科就诊。现症见腹冷痛，有下坠感，夜间尤甚，按之痛减，恶寒身倦，纳少便溏，小便清长。

检查：面色苍白，舌苔白滑，脉沉迟弱。腹部膨隆，腹软无压痛及反跳痛。宫底与脐平，胎动、胎心正常。大便化验检查：便质稀，无脓细胞、红细胞。

**1. 综合四诊要点对本病进行辨病辨证及分析。**

中医诊断：

证型：

辨证分析：

**2. 针对本案的手法治疗方案。**

## 预防与调护

1. 病后注意适当休息，避免过劳、持重、登高及剧烈运动。

2. 保持心情舒畅，避免精神刺激。

3. 保证充足的睡眠，妊娠早期要禁止房事。

4. 避风寒，勿过食生冷，饮食宜清淡、易消化，保持大便通畅。

5. 注意观察病情发展，若腹痛加重，腰酸腹坠，并见阴道出血，需慎防流产。

6. 若病情严重，有胎动不安或堕胎、小产倾向者，禁用按摩，应立即送妇产科急诊处理，以免发生意外。

## 巩固练习

### 一、单选题

1. 下列各项，不属妊娠腹痛常见的病因是（　　　）。

A. 气滞

B. 血虚

C. 血热

D. 虚寒

2. 患者，女，25岁。孕3月，素急躁易怒，今与人争吵后出现少腹胀痛不适，苔薄黄，脉弦滑。其治法是（  ）。

A. 清热泻火，止痛安胎

B. 疏肝健脾，止痛安胎

C. 养阴清热，止痛安胎

D. 疏肝解郁，止痛安胎

3. 妊娠期间，小腹疼痛，反复发作者，可诊断为（  ）。

A. 胎动不安

B. 胞阻

C. 儿枕痛

D. 胎漏

4. 血瘀证妊娠腹痛治则是（  ）。

A. 疏肝理气，养血安胎

B. 温经活血，养血安胎

C. 养血活血，补肾安胎

D. 养血活血，安胎止痛

5. 妊娠腹痛临床表现下列哪项描述是错误的（  ）。

A. 孕后小腹疼痛

B. 孕后小腹冷痛

C. 孕后小腹绵绵作痛

D. 孕后小腹疼痛，伴有呕吐

6. 妊娠腹痛的治疗原则，以调理气血为主，佐以（　　）。

A. 清热安胎

B. 补肾安胎

C. 养血安胎

D. 调肝安胎

7. 患者妊娠 50 天，小腹隐痛不适，痛处不移，舌暗有瘀点，脉弦滑。其证候是（　　）。

A. 血虚证

B. 血瘀证

C. 血热证

D. 虚寒证

E. 气滞证

## 二、简答题

胞阻的发病机制和辨证要点是什么？

# 第六章 产后病

产妇在产褥期内发生的与分娩和产褥有关的疾病，称为"产后病"。产褥期一般指孕妇分娩后，从娩出胎盘至除乳腺外全身各器官恢复或接近正常未孕状态所需的时间为 6～8 周。

《金匮要略》有云："新产妇人有三病，一者病痉，二者病郁冒，三者大便难。"即"三病"指产后病痉、郁冒、大便难。临床常见的产后病有：产后血晕、产后痉证、产后发热、产后身痛、产后腹痛、产后大便难、产后小便异常、产后汗证、产后缺乳、恶露不绝及乳痈等。本章仅就推拿治疗效果较佳的若干病种进行阐释。

产后病的病因病机较为复杂，伤津亡血，或元气受损，瘀血内阻，亦有外感六淫或饮食房劳所伤之因。产时由于耗损气血，元气受损，故产后病多虚证，又由于产时亡血伤津，气随血耗，百脉空虚，易感受外邪，导致恶血当下不下，败血残留，瘀血内阻，故产后病又多瘀证，因此多虚多瘀是产后病的病机特点。

产后病的诊断需在运用四诊八纲的基础上，同时结合新产后的生理特点，尤其要注意"三审"：即先审小腹痛与否，以辨有无恶露停滞；次审大便通与否，以验津液之盛衰；再审乳汁行与否及饮食情况，以察胃气之强弱。此外也要了解产妇的体质，产前产时和产后情况，结合脉诊，并配合必要的体格检查、妇科检查、实验室及影像学检查，综合分析，方能作出正确诊断。

"勿拘于产后，亦勿忘于产后"。产后病的治疗应着重调整与恢复全身的功能，要结合产后亡血伤津、元气受损、瘀血内阻、多虚多瘀的特点，临证时需细心体察，结合病情进行辨证论治。针对病情运用虚者宜补、实者宜攻、寒者宜温、热者宜清的原则。具体运用时，必须照顾气血。也要掌握产后治疗之"三禁"：即禁大汗，以防亡阳；禁峻下，以防亡阴；禁通利小便，以防亡津液。必要时中西医结合救治，以免贻误病情。

产后病的预防与调护要则：避风寒，节饮食，调情志，禁房事。还需注意保持外阴及乳房的清洁和观察恶露情况；有产伤应及时修复，因急产或滞产疑有产道感染者，应做预防性治疗。另外，对于产后血晕、产后血崩和产后痉证等产后急危重症，须及时明确诊断，必要时中西医结合积极救治。

# 第一节 产后身痛

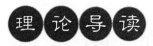

二维码 6-1

产后身痛

产妇在产褥期内，出现肢体或全身关节酸痛、麻木、重着者，称为"产后身痛"，又称"产后遍身疼痛""产后关节痛""产后痛风"等，俗称"产后风"。

产褥期因风湿、类风湿引起的关节痛、产后坐骨神经痛、多发性肌炎、产后血栓性静脉炎等均可出现与本病相似症状，亦可参照本病辨证施治。

## 一、病因病机

本病的发病机制主要是产后气血虚弱、经脉失养，不荣而痛；或风、寒、湿邪趁虚而入，稽留关节、经络，不通则痛（图 6-1）。

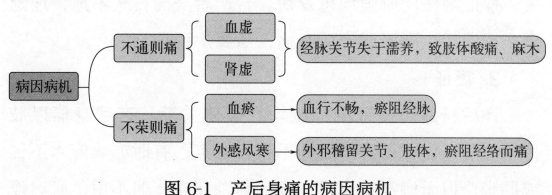

图 6-1　产后身痛的病因病机

## 二、诊断要点

### （一）诊断

#### 1. 病史

有产时或产后失血过多，或产褥期起居不慎，当风感寒，或有居住环境潮湿阴冷等病史。

#### 2. 症状

妇女在产褥期间出现肢体关节酸楚、疼痛、麻木、重着等表现，关节活动不利，甚至关节肿胀等可作为诊断依据。

#### 3. 辅助检查

抗"O"、血沉均正常；如有必要，可进一步做类风湿因子、X线摄片等检查。

### （二）鉴别诊断

#### 1. 痹证

产后身痛外感风寒所致者与痹证的发病机制相近，临床表现也相类似。但产后身痛只发生在产褥期，与产褥生理有关，痹证则任何时候均可发病。若产后身痛日久不愈，迁延至产褥期后，则不属产后身痛，当属痹证论治。

#### 2. 痿证

产后身痛与痿证的症状均在肢体关节。产后身痛以肢体、关节疼痛、重着、屈伸不利为特点，有时亦兼麻木不仁或肿胀，但无瘫痪的表现；痿证则以肢体痿弱不用，肌肉瘦削为特点，肢体关节一般不痛。

### （三）预后转归

本病的转归和预后与体质差异、病情的轻重、治疗调摄是否得当有关，若能及时治疗，大多可以治愈，预后亦佳。如果失治、误治，日久不愈，正气愈虚，经脉气血瘀阻愈甚，转虚实夹杂之证，可致关节肿胀不消，屈伸不利，僵硬变形，甚至肌肉萎缩，筋脉拘紧，可致痿痹残疾。

## 三、辨证论治

### （一）辨证要点

产后身痛的辨证重在辨其疼痛的性质，并结合全身证候及舌脉，辨其虚实。

### （二）治疗原则

调理气血，舒筋止痛。

### （三）分型论治

产后身痛的分型论治见表 6-1。

表 6-1　产后身痛的分型论治

| 证型 | 疼痛性质及部位 | 伴随症状 | 舌脉 | 治法 |
| --- | --- | --- | --- | --- |
| 血虚证 | 遍身关节疼痛，肢体酸楚、麻木 | 面色萎黄，头晕心悸 | 舌淡苔薄，脉细无力 | 养血益气，温经通络 |

| 证型 | 疼痛性质及部位 | 伴随症状 | 舌脉 | 治法 |
|---|---|---|---|---|
| 血瘀证 | 遍身疼痛，肢体麻木、发硬、重着、肿胀、关节屈伸不利 | 恶露量少，色暗，小腹疼痛拒按 | 舌紫暗或边有瘀斑瘀点、苔薄白，脉弦涩 | 养血活血，化瘀祛湿 |
| 风寒证 | 周身关节疼痛，屈伸不利，或痛无定处，或疼痛剧烈，宛如针刺，得热则舒，或肢体肿胀、麻木重着 | 初起可伴有恶寒发热等表证 | 舌淡苔薄白，脉浮紧或细缓 | 养血祛风，散寒祛湿 |
| 肾虚证 | 产后腰膝或腰背酸痛，腿脚乏力，或足跟疼痛 | 头晕耳鸣，夜尿多 | 舌淡红，苔薄白，脉沉细 | 补肾养血，强腰壮骨 |

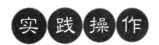

## 一、实践操作要点

### （一）治法

本病的治疗以调理气血，舒筋止痛为治则。血虚者，治以养血益气，温经通络；血瘀者，治以养血活血，化瘀祛湿；风寒者，治以养血祛风，散寒祛湿；肾虚者，治以补肾养血，强腰壮骨。

（二）手法

推法、揉法、擦法、㨰法、搓法、按揉法、牵抖法等。

（三）主要穴位

肝俞、脾俞、肾俞、环跳、委中、足三里、肩井等穴。

（四）基本操作

（1）患者俯卧位，医生站于床的一侧：

① 双掌推背腰部膀胱经路线数遍；叠掌揉背腰部脊柱两侧数分钟；按揉肝俞、脾俞、肾俞各1分钟左右；单手掌擦督脉路线胸腰段，或在疼痛部位施擦法数分钟（或以温热感为度）。

② 双手掌自上而下推下肢数遍；㨰下肢后侧3～5遍；按揉环跳、委中、承山、昆仑，每穴1～2分钟。

（2）患者仰卧位，两下肢屈曲，医生站于床的一侧：

① 掌推法自天突推至剑突3～5遍；叠掌或轮状揉腹部数遍；按揉阳陵泉、足三里、解溪等穴，每穴1～2分钟。

② 双手分别握拿患者疼痛肢体适宜部位，做屈伸、旋转、牵抖数次。

（3）患者坐位，医生站于侧方或后方：

① 掌揉肩臂部3～5分钟；双掌对搓上肢部，以透热为度；按揉大椎、肩井、天宗、曲池、手三里、合谷等穴各1分钟。

② 一手托前臂，另一手搓前臂约 3 分钟，空拳叩击肩臂部数分钟；双手分别握拿肩臂适宜部位做屈伸、旋转疼痛关节数次；双手握拿上肢远端牵抖数次。

（五）辨证加减

### 1. 血虚证

加捏脊 3～5 遍；按揉脾俞、胃俞各 1～2 分钟。

### 2. 血瘀证

加按揉血海、三阴交各 1～2 分钟。

### 3. 风寒证

加拿风池 5 次；直擦背部膀胱经大杼至膈俞段，以透热为度。

### 4. 肾虚证

加小鱼际擦肾俞、命门，掌擦八髎穴，以透热为度。

## 二、实践视频教学

二维码 6-2　产后身痛操作

## 案例分析

王某，女，25岁。主诉：产后身痛1月。现病史：患者1个月前生产，因产程过长，失血颇多，产时肢体外露，产后感下肢麻木，全身骨节疼痛，两下肢拘急，屈伸不利，步履困难，伴发热恶寒，恶露亦未全净。

既往史：既往体健。

体格检查：内科查体及妇科查体未见明显异常。舌淡苔薄白，脉浮紧。

理化检查：抗"O"、血沉、类风湿因子检查均正常。

**1. 综合四诊要点对本病进行辨病辨证及分析。**

中医诊断：

证型：

辨证分析：

**2. 针对本案的手法治疗方案。**

## 预防调护

1. 对产后5周内的患者，手法宜轻柔，速度宜缓慢，治疗时间不宜过长，一般约20分钟；对产后5周以上的患者手法可略重，治疗时间可稍长，但控制在30分钟左右为宜。

2. 对病情较重者，可配合其他疗法，如针灸、隔姜灸和中药浸浴外敷等。

3. 慎起居，避风寒，注意保暖，产后避免居住在寒冷潮湿的环境。

4. 产后加强营养，增强体质，适当进行活动，保持心情舒畅。

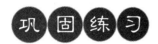

## 一、单选题

1. 下列属于产后身痛常见病因病机的是 （　　　）。

A. 胃热

B. 肝郁

C. 肾虚

D. 肺气虚

2. 产后身痛的治疗原则是 （　　　）。

A. 调理气血，舒筋止痛

B. 养血活血，化瘀祛湿

C. 补肾养血，强腰壮骨

D. 养血益气，温经通络

3. 产后身痛风寒证的治法是 （　　　）。

A. 养血益气，温经通络

B. 养血祛风，散寒祛湿

C. 养血活血，化瘀祛湿

D. 补肾养血，强腰壮骨

4. 产后腰膝或腰背酸痛，腿脚乏力，头晕耳鸣，夜尿多，舌淡红，苔薄白，脉沉细者，多为（　　　）。

A. 血虚证

B. 血瘀证

C. 风寒证

D. 肾虚证

5. 王某，女，28 岁。1 月前生产，主诉周身疼痛，肢体麻木发硬，关节屈伸不利，现恶露量少色暗，小腹疼痛拒按，舌紫暗，苔薄白，脉弦涩，诊断为产后身痛，采用推拿治疗可在基础操作上，加用（　　　）。

A. 捏脊 3～5 遍，按揉脾俞、胃俞各 1～2 分钟

B. 按揉血海、三阴交各 1～2 分钟

C. 拿风池 5 次，直擦背部膀胱经大杼至膈俞段

D. 小鱼际擦肾俞、命门，掌擦八髎穴

## 二、判断题

1. 血热、血虚可导致产后身痛。（　　　）

2. 产后身痛应注意保暖，避免居住在阴冷潮湿的环境。（　　　）

## 三、简答题

简述产后身痛血瘀证的临床表现。

# 第二节 产后大便难

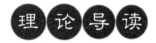

产妇于产后饮食如常，大便数日不解，或排便艰涩疼痛，难以解出者，称为"产后大便难"，又称"产后大便不通""产后大便秘涩""产后便秘"等。

二维码 6-3
产后大便难

## 一、病因病机

本病的发生是由于产时失血，营血骤虚，津液亏耗，不能濡润肠道，以致肠燥便难；或中气不足，气虚失运，大肠传导无力而致便秘；或阴虚火盛，内灼津液，津少液亏，肠道失于滋润，传导不利，则大便燥结；或阳明腑实，本虚标实，以致大便不通（图 6-2）。

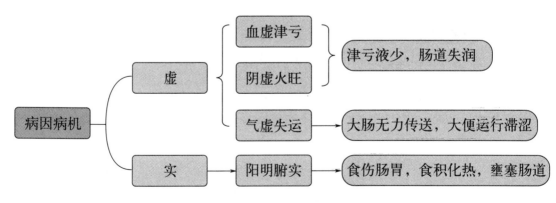

图 6-2 产后大便难的病因病机

## 二、诊断要点

### （一）诊断

**1. 病史**

有产时失血或饮食失节史，或素体血虚、气虚或阴虚，或平素有便秘史。

**2. 症状**

新产后或产褥期，大便数日不解，或解时艰涩疼痛，难以解出，或大便不坚，但努挣难解，一般饮食如常，且无腹痛、呕吐等症。

**3. 检查**

腹软，无压痛，或可触及肠形，肛门局部未见异常。

### （二）鉴别诊断

本病可与急性肠梗阻相鉴别。急性肠梗阻有腹痛、呕吐、饮食难入等症，听诊腹部可闻及肠鸣音高调或金属音，而本病无此类症状。

### （三）预后转归

本病预后较好，辨证得当，大都可痊愈。

## 三、辨证论治

### （一）辨证要点

辨证以腹部有无胀满为要点，还应掌握产后体虚津亏的特点，并辨别其兼内热或兼气虚的差异。

（二）治疗原则

本病治宜和肠通便，调理气机。

（三）分型论治

产后大便难的分型论治见表6-2。

表6-2　产后大便难的分型论治

| 证型 | 大便情况 | 腹胀 | 伴随症状 | 舌脉 | 治法 |
|------|---------|------|---------|------|------|
| 血虚津亏证 | 大便干燥，数日不解，或解时艰涩难下 | 无 | 饮食如常，面色萎黄，头晕心悸，皮肤不润 | 舌淡苔薄，脉细弱 | 养血润燥，滑肠通便 |
| 气虚失运证 | 大便数日不解，时有便意，临厕努挣乏力，汗出气短，大便不坚，便后倦怠疲惫 | 无 | 饮食如故，神疲乏力 | 舌淡苔薄白，脉缓弱 | 补气养血，润肠助运 |
| 阴虚火旺证 | 大便数日不解，解时艰涩燥结难排 | 有 | 饮食如常，伴口干口渴，面赤唇红，五心烦热，小便黄少 | 舌红苔薄黄，脉细数 | 滋阴清热，润肠通便 |
| 阳明腑实证 | 产后数日不解大便，矢气臭秽 | 有 | 口臭、嗳气，或口腔生疮，身有微热 | 舌红苔黄厚或黄燥，脉弦数 | 通腑泄热，健脾养血 |

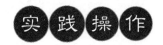

实践操作

## 一、实践操作要点

### （一）治法

本病的治疗以和肠通便，调理气机为总体治则。辨证论治，结合患者证型，血虚津亏者，治以养血润燥，滑肠通便；气虚失运者，治以补气养血，润肠助运；阴虚火旺者，治以滋阴清热，润肠通便；阳明腑实者，治以通腑泄热，健脾养血。

### （二）手法

推法、揉法、擦法、点法、按揉法等。

### （三）主要穴位

脾俞、胃俞、大肠俞、长强、中脘、天枢、足三里等穴。

### （四）基本操作

（1）患者俯卧位，医生站于床的一侧：

① 双手掌由上而下交替推背腰部两侧膀胱经路线数遍；叠掌揉背腰部脊柱两侧数遍；小鱼际擦脊柱两侧数分钟。

② 按揉脾俞、胃俞、大肠俞、长强穴各1分钟左右；

叠掌按揉八髎部位数分钟。

（2）患者仰卧位，医生站于床的一侧：

① 双手掌交替推剑突至脐一段 5～7 遍，再顺时针轮状推腹部；双手掌揉腹部，两手交替用力，同时两拇指分别自内向外拨揉腹肌。

② 按揉中脘、天枢、足三里各 1 分钟左右。

（五）辨证加减

## 1. 血虚津亏证

加捏脊，自长强至大椎 10～15 遍。

## 2. 气虚失运证

加捏脊 7～9 遍。

## 3. 阴虚火旺证

加按揉肾俞约 2 分钟；推涌泉 5～7 遍。

## 4. 阳明腑实证

加点按内庭、曲池各 1 分钟左右。

## 二、实践视频教学

二维码 6-4　产后大便难操作

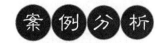案 例 分 析

曾某，女，28 岁。2023 年 4 月初诊。主诉：产后大便不畅 3 月余。现病史：患者生第 1 胎，生产出血较多，头眩目花，面色萎黄，分娩后数日间，饮食如常而大便不爽，排出困难，最近 3 日一更，恶露不多，色较淡，腹部并无膨胀感。

既往史：既往体健。

体格检查：内科查体及妇科查体未见明显异常。舌质淡而有薄苔，脉象细涩。

理化检查：腹部 B 超未发现异常，大便常规及隐血检查无异常。

**1. 综合四诊要点对本病进行辨病辨证及分析。**

中医诊断：

证型：

辨证分析：

**2. 针对本案的手法治疗方案。**

预 防 调 护

1. 正常分娩后，鼓励产妇在 24 小时左右下床活动，促进肠蠕动，有利于大便排出。

2. 多饮水，亦可用蜂蜜冲水饮服，饮食宜清淡而富有营养，宜食蔬菜、麻油、蜂蜜等生津润燥食物，忌食辣、香燥、苦涩收敛之品。血虚者可适当多食用芝麻、胡桃肉等养

血之品。

3. 由于产妇体虚，故手法宜轻柔缓和，如对手法反应过强，宜暂停手法治疗 1 天，或隔日 1 次。

4. 素体阴虚、血虚者，应给予早期调理。

5. 注意调节情绪，解除思想负担，保持心情舒畅。

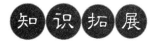

中医穴位埋线疗法的创始人为任树森。目前，国家已将其列为"百年百项中医适宜技术推广项目"之一。

穴位埋线是指用羊肠线或各种可吸收线在经络理论的指导下植入特定的穴位，对比针灸推拿而言，埋线对穴位的刺激更持久且柔和，能起到疏通经络、调畅气血的作用。

在治疗产后功能性便秘患者中，选择双侧腹结、天枢穴，可有效提高患者完全自主排便次数，改善便秘患者的临床症状。在一项关于采用埋线和口服乳果糖方法治疗女性功能性便秘的研究中，经临床对照试验，对比二者治疗效果，结果显示在改善患者排便困难程度、大便性状等方面埋线效果优于口服乳果糖，简易的穴位埋线在治疗女性功能性便秘方面效果显著，从而提高了患者的生活质量。

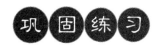

## 一、单选题

1. 下列哪项不是产后大便难的常见病因病机

是 （　　　）。

A. 血虚津亏

B. 气虚失运

C. 阴虚火旺

D. 肝气郁结

2. 产后大便难阴虚火旺证的治法是 （　　　）。

A. 养血润燥，滑肠通便

B. 滋阴清热，润肠通便

C. 补气养血，润肠助运

D. 通腑泄热，健脾养血

3. 产后数日不解大便，矢气臭秽，口臭、嗳气，身有微热，舌红苔黄厚或黄燥，脉弦数者，多为 （　　　）。

A. 阳明腑实证

B. 血虚津亏证

C. 阴虚火旺证

D. 气虚失运证

4. 陈某，女，30 岁。主诉产后大便 5 日未解，时有便意，临厕努挣乏力，汗出气短，便后倦怠疲惫，舌淡苔薄白，脉缓弱。推拿治疗时可在基础手法上加用 （　　　）。

A. 捏脊，自长强至大椎 10～15 遍

B. 捏脊 7～9 遍

C. 按揉肾俞约 2 分钟

D. 点按内庭、曲池各 1 分钟左右

5. 下列哪项针对产后大便难的预防调护措施是不正确的（　　　）。

A. 正常分娩后，应在 24 小时左右下床活动

B. 饮食宜清淡而富有营养

C. 采用强刺激手法可达到更好的疗效

D. 素体阴虚者，应给予早期调理

**二、判断题**

1. 产后大便难可伴有腹痛、呕吐。（　　　）

2. 产后大便难宜多饮水或冲蜂蜜水服用。（　　　）

**三、简答题**

简述产后大便难之阴虚火旺证的临床表现。

# 第三节　产后小便不通

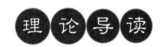

产后小便点滴而下，甚或闭塞不通，小腹胀急疼痛者，称为"产后小便不通"，又称为"产后癃闭"。本病相当于现代医学中的产后尿潴留，以

二维码 6-5
产后小便不通

初产妇、难产、产程长及手术助产者多见。

## 一、病因病机

中医学认为，因产妇素体虚弱，产程延长，失血过多，气随血耗，肾气不固，不能制约膀胱；或血瘀气滞，气机受阻，使膀胱气化失常，脾肺气虚，不能通调水道，故引起产后小便不通。小便的正常排出，有赖膀胱气化的调节，膀胱气化不利，可致小便不通。常见证型有气虚、肾虚、气滞、血瘀（图6-3）。

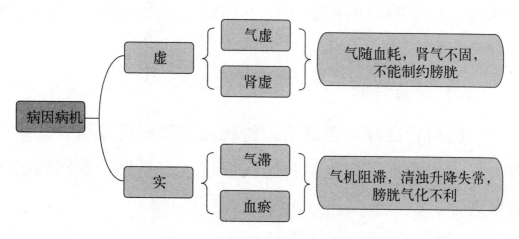

图 6-3　产后小便不通的病因病机

## 二、诊断要点

（一）诊断

### 1. 病史

禀赋不足，素体气虚，难产，产程延长及手术产史。

## 2. 症状

产后小便点滴而下或闭塞不通，小腹胀急疼痛，坐卧不安。

## 3. 检查

子宫、附件等无异常发现。下腹部膨隆，膀胱充盈，有触痛。行导尿术可有小便排出。尿常规无异常。

### （二）鉴别诊断

本病可与产后小便淋痛相鉴别。后者以小便频、急、涩、痛为特点，或有恶寒、发热、腰痛；尿常规检查有较多红细胞、白细胞。而产后小便不通则无上述症状，且尿常规检查无异常。

### （三）预后转归

一般预后良好。若延治，膀胱过度膨胀可致破裂，或肌肉失去张力而难以恢复，膀胱积尿过久，易感染邪毒影响产褥期恢复。

## 三、辨证论治

### （一）辨证要点

本病辨证，主要在于观察小便。如小便频数或失禁，其昼夜量相等，多属于气虚；如夜尿特多或遗尿，多属肾虚。至于膀胱损伤者，多有产伤史，小便常夹有血液。

## （二）治疗原则

本病治宜疏利气机，通利小便。

## （三）分型论治

产后小便不通的分型论治见表 6-3。

**表 6-3　产后小便不通的分型论治**

| 证型 | 小便情况 | 伴随症状 | 舌脉 | 治法 |
|---|---|---|---|---|
| 气虚证 | 产后小便不通，小腹胀急疼痛 | 精神萎靡，气短懒言，面色少华 | 舌淡苔薄白，脉缓弱 | 益气生津，宣肺行水 |
| 肾虚证 | 产后小便不通，小腹胀急疼痛，坐卧不宁 | 腰膝酸软，畏寒肢冷，面色晦暗 | 舌淡苔薄润，脉沉细无力，尺脉弱 | 温补肾阳，化气行水 |
| 气滞证 | 产后小便不通，小腹胀痛 | 情志抑郁，或胸胁胀痛，烦闷不安 | 舌象正常，脉弦 | 理气行滞，行水利尿 |
| 血瘀证 | 产后小便不通，小腹胀满刺痛 | 乍寒乍热 | 舌暗苔薄白，脉沉涩 | 养血活血，祛瘀利尿 |

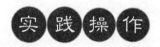

## 一、实践操作要点

### （一）治法

本病的治疗以疏利气机，通利小便为治则。气虚者，治以益气生津，宣肺行水；肾虚者，治以温补肾阳，化气行水；气滞者，治以理气行滞，行水利尿；血瘀者，治以养血活血，祛瘀利尿。

（二）手法

推法、揉法、㨰法、摩法、按揉法等。

（三）主要穴位

肺俞、脾俞、肾俞、膀胱俞、关元、中极、三阴交等穴。

（四）基本操作

（1）患者俯卧位，医生站于床的一侧：

① 双手掌由上而下推背腰骶部脊柱两侧膀胱经路线数遍；叠掌揉背腰部脊柱两侧数遍。

② 按揉肺俞、脾俞、肾俞、膀胱俞、八髎，每穴1～2分钟。

③ 双手掌同时推、揉下肢后侧膀胱经路线数遍，按揉委阳约2分钟。

（2）患者仰卧位，医生站于床的一侧：

① 掌摩腹部3～5分钟；双手掌自上而下推、揉腹部数遍，然后双手扣脐轮状揉小腹部。

② 按揉关元、中极、三阴交、公孙，每穴1～2分钟。

（五）辨证加减

1. 气虚证

加捏脊3～5遍；重点按揉肺俞、脾俞、足三里各2分钟左右。

### 2. 肾虚证

加按揉太溪、阴谷各 1 分钟左右；掌擦肾俞，以透热为度。

### 3. 气滞证

加双掌搓摩胸胁部位 3～5 分钟；按揉肝俞、太冲各 1 分钟左右。

### 4. 血瘀证

加拿肩井及肩部数遍。

## 二、实践视频教学

二维码 6-6　产后小便不通操作

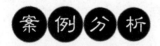

林某，女，30 岁，2022 年 9 月 15 日初诊。主诉：产后小便不通 4 天。现病史：患者于 9 月 11 日自然分娩，产后出血量较多，曾一度休克，输血 1000ml。产后不能自行排尿，伴有低热。

既往史：既往体健。

体格检查：下腹部膨隆，膀胱充盈，有触痛，行导尿术可有小便排出。舌质淡红，脉细数。

理化检查：子宫、附件 B 超检查等无异常发现。尿常规无异常。

**1. 综合四诊要点对本病进行辨病辨证及分析。**

中医诊断：

证型：

辨证分析：

**2. 针对本案的手法治疗方案。**

预 防 调 护

1. 应鼓励产妇尽早自解小便，产后 4 小时即让产妇排尿，排尿困难者，应消除产妇紧张怕痛心理，多饮水，鼓励产妇坐起排尿。

2. 可用温开水冲洗外阴及尿道口周围诱导排尿。

3. 下腹部按摩或放置热水袋，刺激膀胱肌肉收缩。

4. 注意产褥期卫生，注意外阴与洗具清洁，勤换衣裤、床单，避免外邪入侵加重本病或变生他证。

5. 宜食清淡易消化食物，忌食辛辣刺激之品，注意卧床休息，避免劳累，保持心情舒畅。

## 知识拓展

袁氏按导术起源于清末山西省五台山,是目前现存较常见、影响力较广、保存尚完好的腹部推拿手法之一。袁氏按导术以中医气血、阴阳五行及藏象经络学说为理论基础,其手法特点在于根据医者指下感应而灵活操作,以患者产生得气感为要,通过运用按、揉、挲、抿等基本操作手法进行治疗。

袁氏按导术治疗产后小便不通以调气益肾,扶阳利水为治则,认为该病有气虚和肾虚之别。具体操作:三指叠按气海、关元、气穴、曲骨、中极各半分钟,手法应适度而柔和,继以波浪式揉法以少腹为主揉半分钟;以擦法擦双侧涌泉30次,或以掌热为度;拇指掐两足太溪、昆仑片刻,拇指点双侧足三里、阴陵泉继以指揉30转;掌心擦命门半分钟;拇指或肘点膀胱俞、肺俞各以酸胀为宜,点后各揉30转,拇指点揉大椎30转;三指叠按中脘半分钟后,继以波浪式揉法以上腹为主揉半分钟而结束治疗。

## 巩固练习

### 一、单选题

1. 产后小便不通的常见病因病机是 ( )。

A. 气虚和阴虚

B. 气滞和血瘀

C. 气虚和血热

D. 气滞和血热

2. 产后小便不通的治疗原则是 （　　　）。

A. 疏利气机，通利小便

B. 益气生津，宣肺行水

C. 理气行滞，行水利尿

D. 温补肾阳，化气行水

3. 产后小便不通，小腹胀痛，情志抑郁，胸胁胀痛，烦闷不安，舌淡红苔薄白，脉弦者多为 （　　　）。

A. 气虚证

B. 肾虚证

C. 气滞证

D. 血瘀证

4. 下列哪项属于产后小便不通血瘀证的伴随症状 （　　　）。

A. 气短懒言

B. 胸胁胀痛

C. 腰膝酸软

D. 小腹胀满刺痛

5. 魏某，女，38 岁。3 日前生产，主诉产后小便不通，小腹胀急疼痛，并感腰膝酸软，畏寒肢冷，舌淡苔薄润，脉沉细无力。治疗宜 （　　　）。

A. 益气生津，宣肺行水

B. 理气行滞，行水利尿

C. 养血活血，祛瘀利尿

D. 温补肾阳，化气行水

## 二、判断题

1. 产后小便不通可用温开水冲洗外阴及尿道口周围诱导排尿。（　　）

2. 产后小便不通以小便频、急、涩、痛为特点，可伴有恶寒、发热、腰痛等。（　　）

## 三、简答题

简述产后小便不通中的血瘀证的临床表现。

# 第四节　产后缺乳

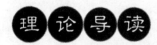

二维码 6-7
产后缺乳

产妇在哺乳期内，乳汁甚少或全无者，称为"缺乳"，又称"乳汁不行""乳汁不足""无乳"等。缺乳以产后第2～3天至半月内为常见，也可发生在整个哺乳期。其中乳汁甚少则是根据乳汁分泌量是否足够喂养婴儿为标准。

## 一、病因病机

中医认为，本病有虚实之分。虚者多为气血虚弱，乳汁化源不足所致；实者则因肝气郁结，或气滞血凝，乳汁不行所致（图6-4）。

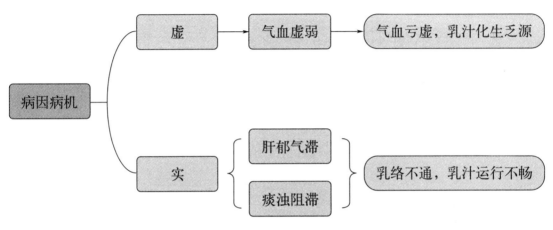

图6-4　产后缺乳的病因病机

## 二、诊断要点

（一）诊断

### 1. 病史

注意询问有无产时失血过多，或哺乳期间伤于情志，或饮食不节史。

### 2. 症状

哺乳期内，乳汁甚少或全无，不足以喂养婴儿，乳房不胀或胀痛。

## 3. 检查

主要检查乳房及乳汁的情况。乳房柔软，不胀不痛，挤压时乳汁点滴而出，质清稀属于虚证；乳房胀满，挤压时疼痛，乳汁难出，质稠属于实证。

### （二）鉴别诊断

本病应与乳痈相鉴别。乳痈多发生于乳汁瘀滞不通时，表现为缺乳。但乳痈初起有恶寒发热，乳房红肿热痛，继而化脓成痈。缺乳则无上述病史，以及局部皮肤改变。

### （三）预后转归

本病若能及时治疗，使脾胃功能、气血津液恢复如常，则乳汁可下；但先天乳腺发育不良的"本生无乳者"，或素体虚弱，虽经治疗，乳汁无明显增加者预后较差；若为乳汁壅滞，乳汁排出不畅，治疗不及时可转化为乳痈。

## 三、辨证论治

### （一）辨证要点

缺乳病重在辨其虚实。如乳房柔软，不胀不痛者，乳汁清稀，多为虚证，乃气血俱虚；如乳房胀痛者，胸胁胀闷，多属实证。

### （二）治疗原则

调理气血，通络下乳。

## （三）分型论治

产后缺乳的分型论治见表 6-4。

表 6-4　产后缺乳的分型论治

| 证型 | 乳房 | 乳汁 | 伴随症状 | 舌脉 | 治法 |
|---|---|---|---|---|---|
| 气血虚弱证 | 乳房柔软无胀感 | 量少，甚或全无，质稀 | 面色少华，倦怠乏力 | 舌淡苔薄白，脉细弱 | 补益气血，佐以通乳 |
| 肝郁气滞证 | 乳房胀硬或疼痛 | 乳汁浓稠，排出不畅 | 胸胁胀满，情志抑郁，食欲不振 | 舌质正常或暗红，苔薄黄，脉弦或弦滑 | 疏肝解郁，通络下乳 |
| 痰浊阻滞证 | 乳房硕大或下垂不胀满 | 量甚少或全无，质不稠 | 形体肥胖，胸闷痰多，纳呆腹胀 | 舌质淡胖，舌苔白腻，脉沉细 | 健脾化痰通乳 |

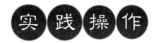

## 一、实践操作要点

### （一）治法

本病的治疗以调理气血，通络下乳为治则。气血虚弱者，治以补益气血，佐以通乳；肝郁气滞者，治以疏肝解郁，通络下乳；痰浊阻滞者，治以健脾化痰通乳。

（二）手法

推法、揉法、摩法、按揉法等。

（三）主要穴位

肝俞、脾俞、胃俞、膻中、乳根、中脘、足三里等穴。

（四）基本操作

（1）患者俯卧位，医生站于床的一侧：

① 双手掌推背腰部脊柱两侧膀胱经第1、2侧线3～5遍；叠掌揉背腰部脊柱两侧数遍。

② 按揉肝俞、脾俞、胃俞，每穴1～2分钟。

（2）患者仰卧位，医生站于床的一侧：

① 掌摩或揉胸腹部数分钟，胸部以膻中穴和乳房周围为主，腹部以上腹部为主；按揉乳根、中脘、少泽、足三里、太冲各1分钟左右。

② 十指张开梳推两侧乳房，由外周到乳头3～5分钟；由天突到膻中直推1～2分钟。

（五）辨证加减

**1. 气血虚弱证**

加捏脊，自长强至大椎7～10遍。

**2. 肝郁气滞证**

加双手搓摩胁肋数遍。

**3. 痰浊阻滞证**

加按揉天突、丰隆、阴陵泉、公孙各1～2分钟。

## 二、实践视频教学

二维码 6-8　产后缺乳操作

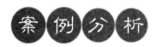

贺某，女，29 岁。2022 年 10 月 20 日初诊。主诉：缺乳 1 月余。现病史：患者于 9 月生产，现产后第 40 天，产后乳水不足，乳汁清稀，乳房柔软无胀感，面色萎黄，头晕目眩，精神疲乏，胃纳差。因乳水不足，婴儿闹饥，时常啼哭，产妇烦闷不堪，夜寐差。

既往史：既往体质一般，平素易感，无重大内科疾病史。

体格检查：内科查体及妇科查体未见明显异常。舌质淡苔薄白，脉细弱。

理化检查：乳腺 B 超未见明显异常，血常规、生化检查未见明显异常。

**1. 综合四诊要点对本病进行辨病辨证及分析。**

中医诊断：

证型：

辨证分析：

**2. 针对本案的手法治疗方案。**

**预 防 调 护**

1. 调畅情志，避免七情所伤。

2. 保证充足睡眠。

3. 指导产妇正确合理授乳，宜定时让婴儿吮吸乳头，以促进乳汁分泌。

4. 按摩治疗完毕，可配合局部热敷，效果更佳。

5. 保持乳房干燥清洁，纠正乳头凹陷，预防乳痈。

6. 治疗期间，可配合食疗并加入通乳之类的中药适量。气血虚弱者可加强食物营养，多饮汤类，如母鸡汤、猪蹄爪汤、赤豆汤、米汤等；饮食宜淡不宜咸，但对产后乳房胀痛，乳汁不畅者，应慎用汤类，以防乳汁分泌过多而造成乳痈。

**知 识 拓 展**

子午流注理论作为中国时间医学的代表，近年来受到学术界的广泛关注，目前主要用于指导针灸推拿，也正在逐渐拓展到护理等其他医疗领域。该理论最早是一种辨证循经按时取穴针灸治疗的方法，源于中医四大经典著作之一《黄帝内经》。

子午流注理论将一天 24 小时划分为 12 时辰，并与人体十二经络进行对应，该理论认为人体经络及脏腑的气血运行的盛衰开阖遵循着一定的时间规律，人体的气血在十二经络及脏腑按照一定的时间顺序交替循环流注，通过在经络气血流注时间进行相关干预，可以预防或治疗本经络的相应疾病。

　　子午流注择时按摩法是该理论在推拿按摩治疗上的常见临床应用。本节涉及的缺乳病亦可运用该理论进行穴位按摩等手法干预。经临床研究证实，在辰时、未时（分别为上午 7 时至 9 时和下午 1 时至 3 时）进行穴位按摩，行拇指揉法，可取乳根、膻中、少泽、太冲和足三里穴，随症配穴，每个穴位按揉 2 分钟，每日 2 次，效果优于其他时间穴位按摩，可以促进产后泌乳，降低泌乳延迟率和缩短泌乳启动时间等。

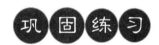

## 一、单选题

1. 下列不属于缺乳常见病因病机的是（　　　）。

A. 气血虚弱

B. 肝郁气滞

C. 肝肾亏虚

D. 痰浊阻滞

2. 气血虚弱型缺乳的治法是（　　　）。

A. 疏肝解郁，通络下乳

B. 补益气血，佐以通乳

C. 健脾化痰通乳

D. 补益肝肾，佐以通乳

3. 产妇产后乳汁量甚少，质不稠，乳房下垂不胀满，形体肥胖，纳呆腹胀，舌淡胖，舌苔白腻，脉沉细者，多为 （    ）。

A. 痰浊阻滞证

B. 肝郁气滞证

C. 气血虚弱证

D. 肝肾亏虚证

4. 薛某，女，30岁。1月前产第1胎，现乳汁排出不畅，乳汁浓稠，乳房胀硬疼痛，胸胁胀满，情志抑郁，食欲不振，舌红苔薄黄，脉弦滑。考虑属于缺乳的哪一证型 （    ）？

A. 痰浊阻滞证

B. 肝郁气滞证

C. 气血虚弱证

D. 肝肾亏虚证

5. 缺乳的治疗原则是 （    ）。

A. 补益气血，佐以通乳

B. 健脾化痰通乳

C. 调理气血，通络下乳

D. 疏肝解郁，通络下乳

## 二、判断题

1. 推拿治疗气血虚弱型缺乳可在基础操作上加捏脊（自长强至大椎）7～10遍。（　　　）

2. 若为乳汁壅滞，乳汁排出不畅，治疗不及时可转化为乳痈。（　　　）

## 三、简答题

简述肝郁气滞型缺乳的临床表现。

# 第五节　乳痈

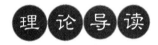

乳痈是指发生于乳房部的一种急性化脓性疾病，现代医学称为"急性乳腺炎"。以患病乳房局部初起红肿热痛，泌乳功能障碍，同时伴有恶寒发热为特征的乳腺常见病。

根据乳痈发病时间和病因的不同，中医把乳痈分为三类：一是外吹乳痈，即在哺乳期，因乳汁蓄积而发病；二是内吹乳痈，即发生于妊娠期，因胎气旺上冲所致；三是非哺乳期乳痈，不论男女老少皆可发生，乃肝经瘀滞与阳明之热

二维码 6-9
乳痈

互结使乳络阻塞壅积而成。三种之中，以外吹乳痈最为常见，其次是内吹乳痈。本节着重讨论外吹乳痈的病因病机、辨证治疗等。

## 一、病因病机

本病的主要病因病机是乳汁蓄积，蓄乳与胃热或外感之邪毒相搏，热盛肉腐酿成乳痈。产生乳汁蓄积的主要原因可概括为乳汁淤积、肝郁气滞、阳明积热三个方面（图6-5）。

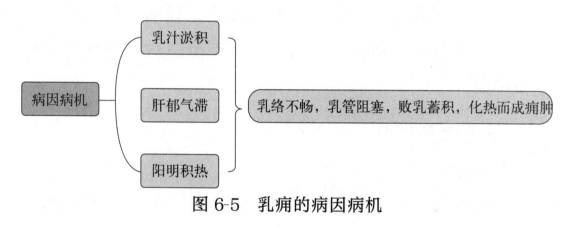

图 6-5　乳痈的病因病机

## 二、诊断要点

（一）诊断

### 1. 病史
哺乳期妇女，以初产妇多见。

### 2. 症状
本病多见于产后 2～4 周的哺乳期妇女，根据其症状表现可分为三期。

（1）初期：乳房肿胀疼痛，触痛明显，皮色不红或微红，肿块不明显；乳汁排出不畅，伴恶寒发热、口渴等。

（2）成脓期：乳房结块逐渐增大，皮色焮红，疼痛加剧，触痛明显，伴壮热不退，口渴思饮，若肿势局限，硬块中央渐软，按之有波动感者，是为脓成。

（3）溃脓期：脓肿成熟后，可自行破溃出脓，或手术切开排脓，随脓液排出，全身症状逐渐消失。

### 3. 检查

乳房患部乳汁淤积不通，有肿硬块，局部皮色不变，或微红，但有触痛。血常规检查可有白细胞总数及中性粒细胞比例增高。

### （二）鉴别诊断

### 1. 乳癌

多发生在40～60岁的妇女，肿块质地坚硬，表面凹凸不平，增长迅速，与周围组织粘连，皮肤呈橘皮样变，日久溃烂，形似岩穴，肿块做病理切片检查发现癌细胞。

### 2. 乳癖

以乳房出现结块为特征。早期偶有与乳痛相混淆者，但无寒热，皮色不变，疼痛与月经周期及情志不畅密切相关。生长速度缓慢，病程长。好发于25～45岁的中青年女性。

### 3. 乳核（乳房痰核）

初起乳中有单个或数个结块，大小不等，边界不清，硬而不坚，推之可动，皮色不变，不痛或微痛，全身症状不明显。

### （三）预后转归

溃脓后，若脓出畅通，则局部肿消痛减，热退，疮口逐渐愈合；若脓出不畅，肿块不消，身热不退，则成"传囊之变"，或疮口不敛，而转为"乳漏"。

## 三、辨证论治

### （一）辨证要点

根据本病临床特点可分为初期、成脓期与溃脓期三个阶段。在辨证上要注意：①初期当辨患处色白，寒热不甚者多气郁、血瘀、络阻；患处色红者多为胃热；②成脓期验脓成与否是关键。③溃后久不收口者多气血不足；肿痛不消，发热不退者，则将成"传囊乳痈"。

### （二）治疗原则

本病治宜疏肝清热，通乳消肿。

### （三）分型论治

乳痈的分型论治见表6-5。

**表6-5　乳痈的分型论治**

| 证型 | 乳房 | 皮色 | 伴随症状 | 舌脉 | 治法 |
|------|------|------|----------|------|------|
| 乳汁淤积证 | 乳头破裂或畸形，乳房肿痛结块 | 皮色不变 | 恶寒发热，头痛身痛，口淡无味，纳差 | 舌苔白腻或滑，脉浮紧 | 化瘀通络消肿 |

| 证型 | 乳房 | 皮色 | 伴随症状 | 舌脉 | 治法 |
|------|------|------|----------|------|------|
| 肝郁气滞证 | 乳房部肿胀疼痛,肿块或有或无,乳汁排泄不畅 | 皮色不变或微红 | 胸胁胀痛,口苦,情志不舒 | 舌淡红或红,苔薄黄,脉弦数 | 疏肝理气,通乳消肿 |
| 阳明积热证 | 乳房肿胀疼痛,可出现硬块,乳汁排出不畅 | 皮色红 | 发热,寒战,头痛,食欲不振 | 舌红苔黄腻,脉弦滑 | 清热解毒,通乳消肿 |

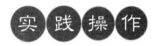

## 一、实践操作要点

### (一)治法

本病的治疗以疏肝清热、通乳消肿为主。按摩治疗主要适用于乳痈初期。

### (二)手法

揉法、摩法、推法、按法、一指禅推法、拿法等。

### (三)主要穴位

乳根、膻中、中脘、天枢、肝俞、脾俞、肩井、合谷等穴。

### (四)基本操作

(1)患者仰卧位,医生站或坐于床的一侧:

① 揉乳房及周围的乳根、膻中 3～5 分钟，然后揉乳房肿块处 2～3 分钟。

② 一手托住乳房，一手五指顺着乳络方向，自乳根部向乳头方向梳推数次，然后轻拿提拉乳头及乳晕部，再以双手轮换轻按乳房，使乳汁流出，反复进行 3～5 次，使淤积的乳汁充分地排出。

③ 按揉中脘、天枢，每穴 2～3 分钟；顺时针摩胃脘部及腹部各 5 分钟。

（2）患者俯卧位，医生站于床的一侧：

① 一指禅推法沿背部膀胱经第 1、2 侧线往返操作 3～5 分钟；按揉肝俞、脾俞、胃俞，每穴约 2 分钟。

② 按揉颈项部 5～7 遍；拿肩井、合谷各 5～7 次。

（五）辨证加减

（1）乳汁淤积证：即基本操作。

（2）肝郁气滞证：取穴加阳陵泉、悬钟、太冲。

（3）阳明积热证：取穴加曲池、内庭。

## 二、实践视频教学

二维码 6-10　乳痈操作

## 案例分析

宋某，女，26岁。2021年5月10日诊。主诉：右乳疼痛半月。现病史：自述产后半月，突觉右乳红肿作痛剧烈，伴恶寒发热，无汗，头痛身痛，口淡无味，饮食不佳，二便尚调。

既往史：既往体健。

体格检查：查体见其右乳内有一硬结，红肿有触痛。舌苔白滑，脉浮紧。

理化检查：血常规检查提示白细胞总数增高，中性粒细胞比例增高。

**1. 综合四诊要点对本病进行辨病辨证及分析。**

中医诊断：

证型：

辨证分析：

**2. 针对本案的手法治疗方案。**

## 预防调护

1. 嘱患者妊娠5个月后，经常用温开水或肥皂水冲洗乳头。乳头内陷者，可经常提拉矫正。

2. 乳母宜心情舒畅，情绪稳定。饮食宜清淡，忌食辛辣，不过食肥甘厚腻之品。

3. 保持乳头清洁，哺乳前注意乳儿口腔清洁；定时哺乳，每次哺乳应将乳汁吸空，勿使婴儿含乳而睡，如有积乳，可按摩或用吸奶器帮助排出乳汁。

4. 若有乳头擦伤、皲裂，可外涂麻油或蛋黄油进行保护；身体其他部位有化脓性感染时，应及时治疗。

5. 断乳时逐渐减少哺乳时间，再行断乳，不可突然断乳。断乳前可用生麦芽、生山楂各 60g 煎汤代茶，并将芒硝 60g 装入纱布袋中外敷。

6. 哺乳时避免露乳当风，注意胸部保暖，哺乳后应轻揉乳房。

7. 对成脓期或溃脓期患者，不宜用按摩手法治疗，应采用其他方法治疗。

## 知识拓展

《中国哺乳期乳腺炎诊治指南》是由中国妇幼保健协会乳腺保健专业委员会、乳腺炎防治与促进母乳喂养学组、中国哺乳期乳腺炎诊治指南制定专家组三家权威机构合作完成，保证了指南的科学性和权威性。该指南中对于哺乳期乳腺炎推荐使用的物理治疗方法如下。

（1）吸乳器的使用：推荐使用电动吸乳器进行吸乳治疗，可佩戴大小合适的吸乳护罩，通过刺激泌乳反射促进乳汁排出。注意吸力要适度，吸乳时间不宜过长。使用吸乳器时，最重要的就是将吸乳护罩放置在正确的位置。此法适用于所有哺乳期患者，禁用于中央区严重水肿者，因吸乳护罩会压迫中央区加重局部水肿。

（2）超声药物透入治疗：可使用超声脉冲电导于患处进行治疗，适用于局部皮肤无破损的患者，禁用于电导贴片过敏者。

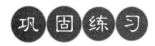

一、单选题

1. 下列不是乳痈的常见病因病机的是 （ ）。

A. 乳汁淤积

B. 肝郁气滞

C. 外感风寒

D. 阳明积热

2. 乳痈肝郁气滞证的治法是 （ ）。

A. 化瘀通络消肿

B. 疏肝理气，通乳消肿

C. 清热解毒，通乳消肿

D. 解表散寒，通络消肿

3. 产后乳房肿胀疼痛，皮色发红，出现硬块，排乳不畅，舌红苔黄腻，脉弦滑者，多为 （ ）。

A. 乳汁淤积证

B. 阳明积热证

C. 肝郁气滞证

D. 外感风寒证

4. 下列关于乳痈的预防调护措施中不正确的是（　　）。

A. 乳母宜心情舒畅，情绪稳定

B. 断乳时应逐渐减少哺乳时间，不可突然断乳

C. 对成脓期或溃脓期患者，可用推拿手法治疗

D. 乳头内陷者，可经常提拉矫正

5. 王某，女，28岁。2周前生产，主诉产后乳房结块，近1周来肿块逐渐增大，皮色焮红，触痛明显，按之有波动感，伴壮热不退，口渴思饮。请问该患者为乳痈的（　　）。

A. 初期

B. 成脓期

C. 溃脓期

D. 恢复期

## 二、判断题

1. 乳痈的治则是疏肝清热，通乳消肿。（　　）

2. 乳痈仅会发生在产妇的哺乳期。（　　）

## 三、简答题

简述乳痈初期的临床表现。

# 第七章 妇科杂病

## 第一节 慢性盆腔炎

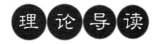

慢性盆腔炎是指女性生殖器官及其周围结缔组织和盆腔腹膜的慢性炎症。中医应属于"妇人腹痛""带下病""痛经""月经不调""不孕症"等病证范畴。

### 一、病因病机

本病的发生主要是由于湿热、寒湿之邪内侵，不及时或未彻底治疗，湿邪留连，并与冲任气血搏结，阻滞气血运行，损伤冲任；或素体脾肾阳虚，水湿不化，寒湿内结；或七情内伤，肝气郁结，气机不畅，气滞则血瘀，冲任、胞宫脉络不通。故认为湿、热、瘀为慢性盆腔炎常见病因。常见证型包括湿热瘀结、气滞血瘀、寒湿凝滞、气虚血瘀（图7-1）。

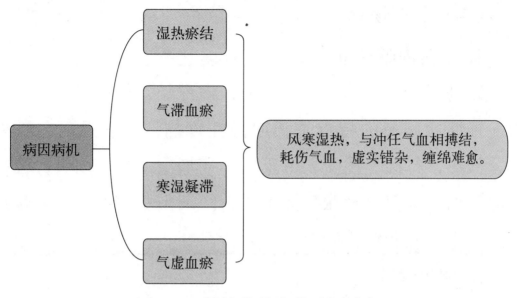

图 7-1　慢性盆腔炎的病因病机

# 二、诊断要点

## （一）诊断

### 1. 病史

既往多有急性盆腔炎、阴道炎、妇科手术感染史或不洁性生活史。

### 2. 症状

下腹坠胀、疼痛及腰骶部酸痛，可伴有低热起伏，易疲劳，劳则复发，带下增多，月经不调，甚至不孕。

### 3. 妇科检查

子宫触压痛，活动受限，宫体一侧或两侧附件增厚、压痛，甚至触及炎性肿块。盆腔 B 超、子宫输卵管造影及腹腔镜检查有助于诊断。

（二）鉴别诊断

## 1. 子宫内膜异位症

以进行性加重的痛经为特征，病程长，与慢性盆腔炎相似。慢性盆腔炎的特点是长期慢性疼痛，可有反复急性发作，低热，行经、性交、劳累后疼痛加重。子宫内膜异位症平时不痛，或仅有轻微疼痛不适，经期则腹痛难忍，并呈进行性加重。腹腔镜检查有助于确诊。

## 2. 卵巢囊肿

慢性盆腔炎形成输卵管积水，或输卵管卵巢囊肿者，需与卵巢囊肿相鉴别。前者有盆腔炎病史，肿块呈腊肠形，囊壁较薄，周围有粘连，活动受限；卵巢囊肿多为圆形或椭圆形，周围无粘连，活动自如，常无明显自觉不适，偶于妇科体检中发现。B超可助鉴别。

（三）预后转归

本病常病程迁延，若治疗得当，预后较好。治疗期间，积极配合其他治疗方法，以增强疗效。全身症状明显时，可适当配合中西药物治疗。患者病程较长，治疗需要持之以恒。

# 三、辨证论治

（一）辨证要点

本病的主要临床表现为下腹坠胀、疼痛及腰骶部酸痛，带下增多，可伴有低热起伏，月经不调，甚至不孕，易疲劳，劳则复发。结合全身症状、舌脉综合分析。

## （二）治疗原则

本病的治疗原则以活血理气、化瘀散结为主。

## （三）分型论治

慢性盆腔炎分型论治见表 7-1。

### 表 7-1 慢性盆腔炎分型论治

| 证型 | 疼痛部位、性质 | 经行、白带性状 | 伴随症状 | 舌脉 | 治法 |
|---|---|---|---|---|---|
| 湿热瘀结 | 少腹隐痛，或疼痛拒按，痛连腰骶 | 带下量多色黄，质稠、臭秽 | 胸闷纳呆，口干不欲饮，大便溏或秘结，小便黄赤 | 舌胖大、色红，苔黄腻，脉数 | 清热利湿，化瘀散结 |
| 气滞血瘀 | 少腹部胀痛或刺痛，经行腰腹疼痛加重 | 经行量多有块，瘀块排出则痛减，带下量多色白为主 | 多伴有情志抑郁，经前乳房胀痛 | 舌紫暗有瘀，苔薄，脉弦涩 | 活血化瘀，理气止痛 |
| 寒湿凝滞 | 小腹及腰骶冷痛，得温痛减，经行腹痛加重 | 经行延后，经少色暗，带下量多色白质稀，或有腥臭 | 神疲乏力，小便频数，或婚久不孕 | 舌暗红，苔白腻，脉沉迟 | 温经散寒，化瘀止痛 |
| 气虚血瘀 | 下腹及腰骶疼痛，或可触及结块，经行疼痛加重 | 经血量多有块，带下量多色白、质稀 | 病势缠绵日久，疲乏无力，食少纳呆 | 舌质暗红，有瘀点，苔白，脉弦涩无力 | 益气健脾，化瘀散结 |

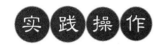

## ★ 实践操作要点

### （一）治法

以活血理气、化瘀散结为主。本病多以局部症状为主，常需采取内服与外治、整体与局部相结合的综合治疗。湿热瘀结者，治以清热利湿，化瘀止痛；气滞血瘀者，治以活血化瘀，理气止痛；寒湿凝滞者，治以温经散寒，化瘀止痛；气虚血瘀者，治以益气健脾，化瘀散结。

### （二）手法

揉法、摩法、拿法、擦法、点法等。

### （三）主要穴位

气海、关元、子宫、肝俞、八髎、秩边等穴。

### （四）基本操作

（1）患者仰卧位，医生站于床的一侧：

① 以脐为中心，全掌揉腹 5 分钟，掌摩小腹 5 分钟，痛点部位重点进行操作。

② 按揉气海、关元、子宫等，每穴 1～2 分钟。

③ 双手拿少腹部 3～5 次。

④ 双手同时斜擦小腹两侧，以透热为度。

（2）患者俯卧位，医生站于床的一侧：

① 叠掌揉背腰部 5 分钟，重点在腰骶部位。

② 双手拇指揉膀胱经第 1 侧线 3～5 遍，重点在肝俞、脾俞、肾俞部位操作。

③ 双手拇指点按八髎、秩边，每穴 1～2 分钟。

## （五）辨证加减

### 1. 湿热瘀结证

加点按三阴交、太溪，每穴各 1～2 分钟；轻叩脊柱两侧及骶髂部。

### 2. 气滞血瘀证

加按揉血海、足三里、三阴交、太冲各 1～2 分钟；拨揉腹部包块 5 分钟；轻叩脊柱两侧及腰骶部。

### 3. 寒湿凝滞证

加点按足三里、大肠俞各 1～2 分钟；横擦肾俞、命门，透热为度。

### 4. 气虚血瘀证

加点按中脘、足三里，每穴 1～2 分钟；按揉脾俞、胃俞各 1 分钟；横擦腰骶部以透热为度。

## 案例分析

林某，35 岁，已婚已育 1 子，2023 年 5 月初诊。主诉：小腹隐痛伴腰骶酸痛 1 年余。现病史：患者一年前因劳累后出现小腹隐痛、坠胀，伴腰骶酸痛，经行加重，带下量多、色白。曾在医院经 B 超确诊盆腔炎，经抗生素治疗后症状缓解，但因当时工作劳累，一月后复发，不得不继续使用抗生素；如此反复一年余，因担心长期使用抗生素的不良后果，遂求助推拿治疗。患者小腹坠胀、隐痛，腰骶酸痛，在下腹可触及结块，经行加重，经行量多有血块，经行 7～9 天、带下量多、色白，神疲乏力，食少纳呆，舌暗有瘀点，苔白，脉弦细涩。

既往史：既往体健。

体格检查：小腹可触及结块，其余内科查体及妇科查体未见明显异常。舌暗有瘀点，苔白，脉弦细涩。

理化检查：盆腔 B 超示盆腔可见少量盆腔积液。

**1. 综合四诊要点对本病进行辨病辨证及分析。**

中医诊断：

证型：

辨证分析：

**2. 针对本案的手法治疗方案。**

预 防 调 护

1. 注意个人卫生保健，特别是经期、妊娠期和产褥期。

2. 积极锻炼身体，多做户外运动，增强体质，提高机体抗病能力。

3. 急性盆腔炎、急性阴道炎等疾病应及时彻底治疗，防止转为慢性炎症。

4. 解除思想顾虑，正确认识疾病，增强治疗的信心。

5. 治疗期间，积极配合其他治疗方法，以增强疗效。全身症状明显时，可适当配合中西药物治疗。患者病程较长，治疗需要持之以恒。

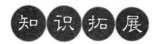

本病多为邪热余毒残留，与冲任之气血相搏结，凝聚不去，日久难愈，耗伤气血，虚实错杂。治疗除推拿治疗以外，还可结合针灸、中药内服、中药灌肠、中药热敷等方法。比如以银甲丸加减清热利湿、化瘀散结治疗湿热瘀结证；少腹逐瘀汤加减温经散寒、活血化瘀治疗寒湿凝滞证；膈下逐瘀汤加减理气活血、化瘀止痛治疗气滞血瘀证；理中汤加减健脾益气、化瘀散结治疗气虚血瘀证。又如用当归10g，桃仁12g，赤芍10g，桂枝6g，香附10g，丹参15g，延胡索10g，金银花15g，紫花地丁30g，鳖甲15g，三棱10g，莪术10g，甘草6g，浓煎150ml灌肠，1次/天，10天为1疗程（月经期停药），共治疗2～3个疗程。治疗总有效率96％。又如针灸治疗取穴为天枢（双）、关元、子宫（双）、足三里、三阴交，配穴为腰夹脊、肾俞、腰眼治疗慢性盆腔炎效果显著。

一、单选题

1. 下列哪一项不属于慢性盆腔炎的常见病因（    ）。

A. 寒湿凝滞

B. 感染邪毒

C. 气滞血瘀

D. 肝肾亏虚

2. 气滞血瘀型慢性盆腔炎的治疗原则是（    ）。

A. 活血化瘀，理气止痛

B. 温经散寒，化瘀止痛

C. 益气健脾，化瘀散结

D. 清热利湿，化瘀散结

3. 寒湿凝滞型慢性盆腔炎腹痛的特征，多为（    ）。

A. 小腹隐痛，喜按

B. 小腹冷痛，喜温喜按

C. 小腹冷痛，拒按

D. 小腹胀痛，拒按

4. 下列关于推拿治疗慢性盆腔炎的辨证加减正确的是（    ）。

A. 湿热瘀结证：加点按三阴交、太溪，每穴各 1～2 分

钟；横擦骶髂部

B. 气滞血瘀证：加点按足三里、大肠俞各 1～2 分钟；横擦肾俞、命门，透热为度

C. 气虚血瘀证：加点按中脘、足三里，每穴 1～2 分钟；按揉脾俞、胃俞各 1 分钟；横擦腰骶部以透热为度

D. 寒湿凝滞证：加按揉血海、足三里、三阴交、太冲各 1～2 分钟；拨揉腹部包块 5 分钟；轻叩脊柱两侧及腰骶部

## 二、判断题

1. 推拿治疗慢性盆腔炎的体位包括仰卧位、俯卧位、坐位。（　　　）

2. 推拿治疗慢性盆腔炎的主要手法包括揉法、推法、拿法、擦法、点法、拍法、扳法。（　　　）

3. 慢性盆腔炎是由急性盆腔炎治疗不当引起的。（　　　）

4. 慢性盆腔炎的治疗过程中需要摆正心态，积极锻炼身体，增强体质，提高机体的抗病能力。（　　　）

5. 慢性盆腔炎以小腹隐痛、腰骶酸痛为主要临床表现，推拿治疗的最后都可横擦腰骶止痛。（　　　）

## 三、简答题

简述慢性盆腔炎的病因病机。

# 第二节　子宫脱垂

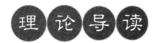

二维码 7-1

子宫脱垂

子宫脱垂是指子宫从正常位置沿阴道下降，子宫颈外口达坐骨棘水平以下，甚至子宫全部脱出于阴道口外的疾病。传统中医无子宫脱垂病名，文献记载为"阴挺""阴菌""产肠不收"。临床上对子宫不超越或少部分脱出于阴道口、无溃烂者，可予以按摩治疗。

## 一、病因病机

本病的病机可概括为：气虚下陷，肾虚不固，胞络损伤，胞宫失摄。主要是由于产时耗气过度，或年老久病，导致脾虚气弱，中气下陷；或肾气亏虚，冲任不固，提摄无力而致。常见证型包括气虚和肾虚（图 7-2）。

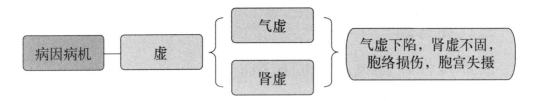

图 7-2　子宫脱垂的病因病机

## 二、诊断要点

### （一）诊断

#### 1. 病史

多有生育过多，分娩损伤，或产后过早操劳负重，或长期咳嗽，或便秘努责史。

#### 2. 症状

阴部有物下坠，轻者仅觉腰酸、下腹重坠感，持重、站立则脱出加重，卧床休息后能回纳。重者如子宫脱出时间过久，则局部可出现肿胀，磨损破溃，分泌物增多，甚者伴有尿频、尿急或尿失禁等症状。

#### 3. 辅助检查

妇科检查以判断子宫脱垂的程度。

临床中根据脱垂程度的轻重，可分为三度。

Ⅰ度：子宫颈下垂到坐骨棘水平以下，但不超越阴道。

Ⅱ度：子宫颈及部分子宫体脱出于阴道口外。

Ⅲ度：整个子宫脱出于阴道口外。

### （二）鉴别诊断

#### 1. 宫颈延长

宫体仍在盆腔内，宫颈细长如柱状，阴道前后壁无膨出，前后穹隆位置不下降。

## 2. 宫颈肌瘤、宫颈息肉、子宫黏膜下肌瘤

可脱出阴道口，但脱出物下界不到宫颈外口，阴道内可触及宫颈。

### （三）预后转归

本病治疗得当，预后较好。

## 三、辨证论治

### 1. 辨证要点

本病辨证以虚证为主，主要在于辨证是否有虚实夹杂情况。

### 2. 治疗原则

本病采取"虚者补之，陷者举之，脱者固之"的治疗原则，以益气升提、补肾固脱为主。

### 3. 分型论治

子宫脱垂的分型论治见表 7-2。

**表 7-2　子宫脱垂的分型论治**

| 证型 | 主要临床表现 | 伴随症状 | 舌脉 | 治法 |
|---|---|---|---|---|
| 气虚 | 子宫下移，或脱出阴道口外，小腹下坠 | 轻者平卧可回纳，重者劳则加剧；带下量多，色淡质稀；神疲乏力，少气懒言，面色不华，小便频数，大便难 | 舌淡，苔薄，脉缓弱 | 补中益气，升阳举陷 |
| 肾虚 | | 带下清稀；小便频数，夜间尤甚；头晕耳鸣，腰膝酸软冷痛 | 舌淡红，苔薄，脉沉细 | 补肾固脱，益气升提 |

## 实践操作

### ★ 实践操作要点

**（一）治法**

本病采取"虚者补之，陷者举之，脱者固之"的治疗原则，以益气升提、补肾固脱为主。

**（二）手法**

摩法、推法、揉法、擦法、按揉法等。

**（三）主要穴位**

神阙、气海、关元、子宫、百会、足三里、脾俞、肾俞等穴。

**（四）基本操作**

（1）患者仰卧位，医生站于床的一侧：

① 逆时针摩小腹部约5分钟。

② 掌根按揉神阙穴约5分钟，以腹内有热感为佳。

③ 按揉气海、关元、子宫等穴，以酸胀为度。

④ 单掌推小腹部由下向上，分别沿任脉、足少阴肾经、足阳明胃经、足太阴脾经路线推动，反复操作5～8遍。

⑤按揉百会、足三里等穴，每穴1～2分钟。

（2）患者俯卧位，医生站于床的一侧：

① 双手叠掌揉背腰部约 5 分钟。

② 掌根按揉督脉、膀胱经 3～5 遍。

③ 按揉脾俞、肾俞等穴，每穴 1～2 分钟，以酸胀为度。

④ 横擦八髎，以透热为度。

（五）辨证加减

### 1. 气虚证

加直擦背部督脉以热量透达督脉为度；增加对脾俞、胃俞、中脘、足三里等穴位刺激量。

### 2. 肾虚证

横擦肾俞、命门、腰阳关、大肠俞，直擦涌泉穴，以透热为度。

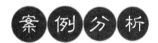

蔡某，65 岁，已婚，孕二产一，人工流产一次，2022 年 11 月初诊。主诉：发现外阴肿物 3 年余。现病史：患者于 3 年前发现外阴肿物脱出，运动后脱出明显，夜间休息时能自行回纳部分，伴尿频，每次尿量少，以下午明显，大便伴坠胀感。症见：仅可见部分子宫颈突出阴道口，无溃烂，神疲乏力，少气懒言，面色不华，小便频数，舌淡，苔薄，脉缓弱。

既往史：既往气管炎病史二十余年。

体格检查：仅可见部分子宫颈突出阴道口，无溃烂，余内科查体及妇科查体未见明显异常，舌淡，苔薄，脉缓弱。

理化检查：宫颈 TCT 未见上皮病变及恶性细胞；宫颈 HPV 均阴性。

**1. 综合四诊要点对本病进行辨病辨证及分析。**

中医诊断：

证型：

辨证分析：

**2. 针对本案的手法治疗方案。**

预 防 调 护

1. 分娩时减少产伤，如有产伤应及时治疗、修复。

2. 鼓励产后运动，促进产后恢复。需劳逸结合，并禁止产妇产后过早参加重体力劳动，避免久蹲、久提重物等运动。

3. 积极治疗慢性咳嗽、习惯性便秘等增加腹压的疾病。

4. 加强营养，增强体质，提倡产后多做保健操，多做腹肌及提肛收缩运动，坚持进行骨盆肌肉锻炼，增强骨盆底组织的紧张度，以巩固疗效。

5. 积极配合其他治疗方法，可上子宫托，并结合内服中药等。

6. 治疗期间，避免登高、举重以及过度劳累，以免复发。

子宫脱垂是多产、重体力劳动及老年女性的常见疾病，严重影响女性健康及生活质量，中医药在临床治疗子宫脱垂中发挥重要作用。除去推拿治疗外，还可应用中药内服、中药熏洗、针刺等方法。如使用大补元煎加减以补肾固脱治疗肾虚型阴挺；如运用益气补中针刺法加减化裁，选用百会、足三里、三阴交、气海、子宫及肾俞、次髎等穴位，内外同治获益气升提之效等。

巩 固 练 习

一、单选题

1. 妇女阴中有物下坠，突出阴道口外，中医诊断为 （  ）。

A. 阴蚀

B. 阴茧

C. 阴挺

D. 阴肿

2. 下列不属于引起子宫脱垂病因的是 （  ）。

A. 产后过早过重劳动

B. 慢性咳嗽

C. 产子过多

D. 剖宫产

3. 下列不属于子宫脱垂病机的是 （    ）。

A. 带脉受损

B. 肾虚不固

C. 气虚下陷

D. 胞络受损

4. 下列不属于子宫脱垂的治疗原则及治法的是 （    ）。

A. 虚则补之

B. 化浊升清

C. 益气升提

D. 脱者固之

5. 患者56岁，自觉阴道中有物下坠，站立过久或劳累后加重，日久不愈。妇科检查：宫颈及部分宫体突出阴道口外，双附件无异常，诊断子宫脱垂的程度是 （    ）。

A. Ⅰ度

B. Ⅱ度

C. Ⅲ度

D. Ⅳ度

二、判断题

1. 患者阴中有物突出，劳则加剧，小腹下坠，头晕耳鸣，腰膝酸软，小便频数，入夜尤甚，舌淡苔薄，脉沉弱，最佳的治则是补中益气，升阳举陷。（    ）

2. 子宫脱垂故称产肠不收。（　　　）

三、简答题

简述阴挺的病因病机和临床表现。


# 第三节　乳房囊性增生

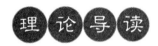

　　乳房囊性增生，是指乳房出现形状、大小、数量不一的硬结肿块，又称"乳栗""奶癣"。本病易与早期乳腺癌相混淆，因此，一旦发现乳房有肿块时，应立即请外科或肿瘤科医生检查，以便尽早确诊，及时治疗。


## 一、病因病机

　　本病主要是由于肝失条达，气血失调，痰瘀阻滞乳络；或肝肾不足，乳络失养而致。常见证型包括肝气郁结型和肝肾亏虚型（图 7-3）。

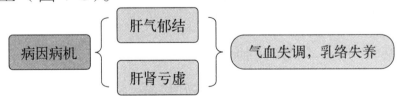

图 7-3　乳房囊性增生的病因病机

## 二、诊断要点

（一）诊断

**1. 病史**

可有多年不明原因双乳疼痛、肿块，生气、劳累及经前疼痛加重，肿块变硬增大病史。

**2. 症状**

① 乳房胀痛：程度不一，具有周期性，经前 3～5 天疼痛加重，经后减轻消失。

② 乳房肿块：一侧或两侧，数目不一，大小不等，形状不规则，边界不清，与皮肤、胸部筋膜无粘连，质地较韧，推之可动。

③ 腋部淋巴结无肿大。

④ 可伴有乳头的溢液。

**3. 辅助检查**

局部扪诊、X 线摄片、超声检查、组织学检查、内分泌检查等。

（二）鉴别诊断

乳癌：其好发于外上象限，多为单发，圆形或边界不清，质地坚硬如石，不易推动，生长迅速，早期可移动，但中晚期不能活动，癌组织侵及周围组织可引起乳房外形改变，乳头可出现偏移、内陷，癌肿局部皮肤出现橘皮样改变，同侧腋窝淋巴结肿大或锁骨上窝淋巴结肿大。其预后较差，需及时手术治疗。

## （三）预后转归

本病预后良好。但对于有乳腺癌家族遗传病史的人群，需要定期进行检查。

# 三、辨证论治

## （一）辨证要点

积极配合药物治疗，定期到专科医生处复查。

## （二）治疗原则

本病治疗原则以解郁通络，散结止痛为主。肝气郁结者，治以疏肝理气，化痰通络；肝肾亏虚者，治以补益肝肾，通络散结。

## （三）分型论治

乳房囊性增生的分型论治见表 7-3。

### 表 7-3　乳房囊性增生的分型论治

| 证型 | 主要临床表现 | 伴随症状 | 舌脉 | 治法 |
|---|---|---|---|---|
| 肝气郁结 | 乳房结块，拒按，可多发，质地坚实，大小不等，表面平滑，边界清楚，经年累月不溃破 | 伴有胸胁胀痛，易怒，胸闷烦躁，失眠多梦，少腹胀痛，经行不畅 | 舌红，苔薄，脉弦 | 疏肝理气，化痰通络 |

| 证型 | 主要临床表现 | 伴随症状 | 舌脉 | 治法 |
|------|------------|---------|------|------|
| 肝肾亏虚 | 单侧或双侧乳房结块，大小不等，质坚韧或有囊性感，边界不清，肿块于经前增大、经后缩小 | 伴有腰膝酸软，精神疲惫，头晕耳鸣，月经量少、色淡或经闭等月经紊乱 | 舌淡，苔白，脉沉细 | 补益肝肾，通络散结 |

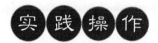

## 一、实践操作要点

### （一）治法

解郁通络，散结止痛。肝气郁结者，治以疏肝理气，化痰通络；肝肾亏虚者，治以补益肝肾，通络散结。

### （二）手法

揉法、推法、摩法、拿法、按揉法等。

### （三）主要穴位

乳根、膻中、中脘、期门、章门、肝俞、脾俞、肩井等穴。

### （四）基本操作

（1）患者仰卧位，医生站于床的一侧：

① 单掌或食指、中指、无名指并拢沿胸骨自上而下做

揉法数次；

② 双掌沿胸骨向双肩部做分推法 3～5 遍。

③ 揉、摩乳房及周围的乳根、膻中穴，每穴 2 分钟。

④ 按揉中脘、期门、章门等穴，每穴 1～2 分钟。

（2）患者俯卧位，医生站于床的一侧：

① 双掌从上到下直推背部 3～5 遍；

② 按揉肝俞、脾俞，每穴 1～2 分钟；

③ 点按天宗、肩井等穴，以酸胀为度。

④ 拿颈项部 3～5 遍，拿肩井 5～7 次。

（五）辨证加减

## 1. 肝气郁结证

加按揉小腿内侧胫骨后缘（足三阴经） 3～5 钟；点按太冲 1～2 分钟。

## 2. 肝肾亏损证

加按揉太溪、肾俞，以酸胀为度；擦肾俞、命门，以透热为度。

## 二、实践视频教学

二维码 7-2　乳房囊性增生操作

## 案例分析

徐某，女，34岁，已婚，2021年6月初诊。主诉：双侧乳房胀痛半年余。现病史：患者半年来双侧乳房胀痛并可触到硬结，未见明显分泌物，近来由烦劳生气加重。平素性情急躁，易生气。现症：两乳胀痛，均可摸到散在肿块，表面光滑，边界清晰，右乳外上方肿块融合成片状，约4cm×5cm大小，活动度良好，疼痛连及腋窝，经期前以及生气、劳累时疼痛加重，经后和心情舒畅时疼痛减轻。口苦，时有头痛，血压正常。舌质略红，舌苔微黄，脉弦。

既往史：既往体健。

体格检查：两乳均可摸到散在肿块，表面光滑，边界清晰，右乳外上方肿块融合成片状，约4cm×5cm大小，活动度良好。舌质略红，舌苔微黄，脉弦。

理化检查：乳腺B超提示双侧乳腺增生，双乳多发结节，BI-RADS Ⅲ级，建议定期复查。

**1. 综合四诊要点对本病进行辨病辨证及分析。**

中医诊断：

证型：

辨证分析：

**2. 针对本案的手法治疗方案。**

1. 调整生活节奏，减轻压力，保持心情舒畅、情绪稳定，建立健康的心理状态。

2. 控制脂肪类食物的摄入，多食用蔬菜、瓜果等食物，避免烟酒的摄入。

3. 及时治疗月经不调等妇科疾病和相关内分泌失调的疾病。

4. 对于有乳腺癌家族遗传病史的人群，需要定期进行检查。

5. 积极配合药物治疗，定期到专科医生处复查。

知 识 拓 展

目前乳房囊性增生的治疗，西药以激素治疗为主，治疗方案都只是缓解或改善症状，无法达到对病灶深层的彻底治疗，很难使增生后的组织得到复原，且效果不理想，同时又伴有一定的副作用。而中医药治疗该病具有独特优势。比如中药内治方面以当归 10g、白芍 15g、柴胡 10g、云茯苓 15g、青陈皮各 15g、橘核 15g、牡蛎 30g（先煎）、鳖甲 15g（先煎）、浙贝母 15g、白芥子 12g、王不留行 15g、苏子 20g、莱菔子 20g、香附 15g、鹿角片 10g 为基本方，在此基础上进行辨证加减，主要分为肝郁气滞，痰瘀凝结；肝肾不足，冲任不调。中医外治法如火针针刺足阳明胃经的足三里至上巨虚穴。若双侧发病，乳腺穴可取双侧。以肝俞、膈俞交替取穴，注射丹参注射液，穴注患侧乳根、阿是穴并加贴敷药饼，隔日治疗 1 次，10 次为 1 个疗程，总有效率 93.55%。

## 巩固练习

### 一、单选题

1. 患者女性，42 岁，乳房肿块，界限不清，经前乳房胀痛，应首先考虑（　　）。

A. 乳岩

B. 乳核

C. 乳癖

D. 乳痈

2. 以下关于乳癖的论述除哪项外均正确（　　）。

A. 乳癖是乳腺组织的非炎症非肿瘤的良性增生病

B. 肿块生长与月经无关

C. 肿块可表现出不同形态

D. 症状与情志变化关系密切

3. 关于乳癖的论述正确的是（　　）。

A. 经前乳房肿块疼痛

B. 肿块边界清楚，活动度好

C. 肿块坚硬，边界不清，活动度差

D. 肿块皮色不变，脓液稀薄

4. 患者女性，38 岁，因双乳胀痛伴肿块数年而就诊，检查发现双乳可扪及多个大小不等的结节，质韧，腋窝未触及肿大淋巴结，挤压乳头时有少量淡黄色液体溢出，细胞学检查无异常发现，最可能的诊断是（　　　）。

A. 乳岩

B. 乳核

C. 乳漏

D. 乳癖

5. 乳癖的临床表现常随（　　　）而变化。

A. 月经周期

B. 睡眠长短

C. 运动强度

D. 季节变换

## 二、判断题

1. 乳癖患者可出现乳腺肿块，一侧或两侧，数目不一，大小不等，形状不规则，边界不清，与皮肤、胸部筋膜有粘连。（　　　）

2. 乳癖的发生与月经周期密切相关。（　　　）

## 三、简答题

简述乳癖中的肝气郁结证的临床表现。

# 第四节 不孕症

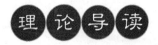

理论导读

不孕症是指女子婚后夫妇同居两年以上，有正常性生活、配偶生殖功能正常，未避孕而未受孕者；或曾孕育，未避孕而又两年以上不再受孕者，称为不孕。前者西医称为"原发性不孕"，古称"全不产""无子"；后者称为"继发性不孕"，古称"断绪"。

夫妇一方有先天或后天解剖生理方面的缺陷或损伤，无法纠正而不能妊娠者，称为绝对性不孕；夫妇一方，因某种因素阻碍导致暂时不孕，一旦纠正仍能受孕者称为相对性不孕。不孕症的原因与男女双方均有关，本节讨论女性不孕。按摩疗法主要用于无器质性病变或属于可调治范围的不孕症，对一些器质性病变者，需配合手术及药物治疗。

## 一、病因病机

中医认为，肾气盛，天癸至，冲任二脉通，女子月事以时下，气血调和，男女精气溢泻，两精相合，故能受孕。若肾气虚弱，冲任失调，气血失和，均影响胎孕的形成。临床上常见证型有肾虚、肝郁、痰湿、血瘀、血虚（图 7-4）。

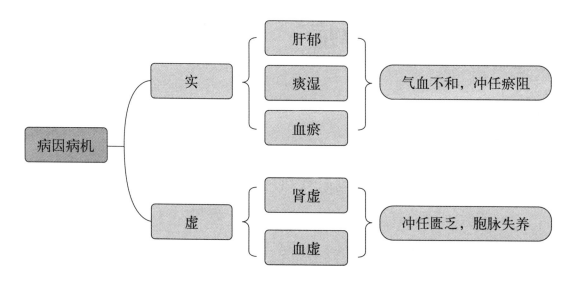

图 7-4　不孕症的病因病机

## 二、诊断要点

（一）诊断

### 1. 病史

需要询问月经史、婚产史、既往史（有无结核和内分泌系统疾病）、家族史。

### 2. 症状

夫妇同居 2 年以上，男方生殖功能正常，未避孕而未怀孕者，常伴有月经不调、带下异常情况。

### 3. 辅助检查

妇科检查及辅助检查（卵巢功能检查、输卵管通畅试验、生殖免疫功能检查）， B超、宫腔镜、腹腔镜、CT等检查，有助于诊断。

（二）鉴别诊断

不孕症应与暗产相鉴别。暗产是指早孕期，胚胎初结而自然流产者。此时孕妇尚未有明显的妊娠反应，一般不易发现而被误认为不孕。可以通过测量基础体温、早孕试验及病理学检查等以确诊。

（三）预后转归

对于适龄适孕病患，疗效良好。

## 三、辨证论治

### 1. 辨证要点

主要根据月经、带下、全身症状及舌脉等综合分析，审脏腑、冲任、胞宫之病位，辨气血、寒热、虚实之变化。重视辨病与辨证相结合。

### 2. 治疗原则

治疗以温养肾气，调理气血为主。调畅情志，择"的候"而合阴阳，以利于受孕。

### 3. 分型论治

不孕症的分型论治见表7-4。

## 表 7-4　不孕症的分型论治

| 证型 | 临床表现 | 伴随症状 | 舌脉 | 治法 |
|---|---|---|---|---|
| 肾虚证 | | 经期或前或后，经量少，或闭经；面色晦暗，腰膝酸软，性欲淡漠，或头晕眼花，心悸失眠，性情急躁 | 舌淡苔白或舌质偏红，苔少，脉沉迟或细数 | 温肾暖宫，滋肾养血，调补冲任 |
| 肝郁证 | | 经期先后不定，量或多或少，色暗，有小血块；经前、经期乳房、小腹胀痛，精神抑郁，烦躁易怒 | 舌质正常或暗红，苔薄白，脉弦 | 疏肝解郁，理血调经 |
| 痰湿证 | 不孕 | 形体肥胖，经行后期，甚至闭经，带下量多，质黏稠；面色㿠白，头晕心悸，胸闷泛恶 | 苔白腻，脉滑 | 祛湿化痰，调气理血 |
| 血瘀证 | | 月经后期，量少，色紫黑，有血块，经来腹痛，块下痛减；平时有少腹作痛、拒按 | 舌质紫暗或舌边有瘀点，脉弦细涩 | 活血化瘀，调畅气血 |
| 血虚证 | | 月经量少，色淡，周期推后；面色萎黄，肌肤不润，形体衰弱，神疲肢倦，头晕目眩 | 舌质淡，苔薄，脉沉细 | 养血益气，补肾调经 |

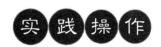

## ★ 实践操作要点

## （一）治法

重点在于温养肾气，填精益血，调理冲任、胞宫气血。

以肾阳虚为主者，治以温肾暖宫，调补冲任；以肾阴虚为主者，治以滋肾养血，调补冲任；肝郁者，治以疏肝解郁，理血调经；痰湿者，治以祛湿化痰，调气理血；血瘀者，治以活血化瘀，调畅气血；血虚者，治以养血益气，补肾调经。

## （二）手法

揉法、摩法、拿法、推法、擦法、按揉法等。

## （三）主要穴位

肝俞、脾俞、肾俞、八髎、太冲、气海、关元、足三里、三阴穴等穴。

## （四）基本操作

（1）患者俯卧位，医生站于床的一侧：

① 双掌自上而下直推背腰部 3～5 遍；

② 叠掌揉背腰部膀胱经路线 3～5 遍。

③ 双拇指揉膀胱经第 1 侧线 3～5 遍，重点在肝俞、脾俞、肾俞。

④ 按揉八髎穴 3～5 分钟，掌擦八髎部位，以透热为度。

（2）患者仰卧位，医生站于床的一侧：

① 掌揉或摩小腹 3～5 分钟，

② 按揉气海、关元等穴，每穴 1～2 分钟。

③ 双手拿、揉下肢，重点在下肢内侧 3～5 遍；

④ 点按足三里、三阴交等穴，每穴 1～2 分钟。

（五）辨证加减

## 1. 肾虚证

以肾阳虚为主者，加掌擦肾俞、命门，使之有温热感。以肾阴虚为主者，加按揉太溪、涌泉各1~2分钟。

## 2. 肝郁证

加搓摩胁肋数遍；按揉太冲、内关各1~2分钟。

## 3. 痰湿证

加按揉中脘、丰隆、阴陵泉各1~2分钟。

## 4. 血瘀证

加双掌搓摩两胁和轻叩腰部数遍；按揉膻中、太冲各1分钟左右。

## 5. 血虚证

加按揉膏肓1~2分钟。

## 案例分析

唐某，30岁，已婚，2019年9月初诊。主诉：结婚5年，未避孕，未孕。现病史：患者平素月经周期规律，7~9天/26~28天。5年前结婚，婚后夫妻生活正常，未避孕，未孕。丈夫精液检查正常。曾服用"求偶素"无效。一般妇科检查均正常，碘油造影显示双侧输卵管近端欠通畅。患者神志清，精神可，饮食、睡眠可，二便正常，体重无明显变化，月经量多，色紫黑，有血块，经来腹痛，块下痛减。

既往史：既往体健。

体格检查：内科查体及妇科查体未见明显异常。舌质紫暗或有瘀斑，苔薄白，脉涩。

理化检查：碘油造影显示双侧输卵管近端欠通畅。

**1. 综合四诊要点对本病进行辨病辨证及分析。**

中医诊断：

证型：

辨证分析：

**2. 针对本案的手法治疗方案。**

🅟🅡🅔🅓 预防调护

1. 倡导婚前检查，尽早发现男女双方生殖器官的畸形及其他不利于受孕的因素，尽早进行治疗。

2. 做好个人卫生，预防感染。特别是经期、产后，需要预防感染性疾病的传播。

3. 积极治疗劳伤痼疾，以调经和治疗带下病为首要。

4. 合理饮食，调畅情志，保持良好的心态，减轻心中的压力，夫妻之间"两情甜畅"尤为重要。

5. 防止流产，避免产生对肾、胞宫的损伤，造成继发性不孕。

🅚🅝🅞🅦 知识拓展

国外学者 Karin R. 等对比中药汤剂与西药治疗女性不孕的疗效，显示在 3～6 个月的治疗时间内中药与西药相比可以提高 2 倍的妊娠率，且中药对生育指标如排卵率、宫颈黏液得分、基础体温和子宫内膜的厚度等也有积极的作用，表明中药改善生理环境的作用有助于怀孕。比如谈勇教授提出滋阴与补阳中药序贯治疗调理女性生殖周期：滋阴以奠基汤（当归、白芍、山药、山茱萸、女贞子、菟丝子等）补益肝肾、滋阴养血，达到促进卵泡发育的作用；补阳以助黄汤（川续断、杜仲、紫石英、巴戟天等）补肾助阳、暖宫助孕，提高子宫内膜容受性及黄体功能，促进胚胎着床。比如有动物研究显示低频电针能增加卵巢血流，引起规律排卵，治疗不孕症。

所以在保持传统中医药疗法如推拿治疗不孕症的时候，还需要与时俱进，积极发散新思路，结合针灸、中药，甚至现代中医研究的方式改善不孕情况。

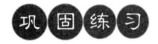

## 一、单选题

1. 血虚型不孕症的治疗原则是 （　　　　）。

A. 温肾暖宫，调补冲任

B. 疏肝解郁，理血调经

C. 祛湿化痰，调气理血

D. 养血益气，补肾调经

2. 下列各项，不属于肝郁型不孕症主要证候的是（　　　　）。

A. 经行腹痛

B. 腰膝酸软

C. 烦躁易怒

D. 月经先后不定期

3. 患者，女，33岁，婚后5年不孕，月经周期延后，量少，带下量多、色白、质黏，形体肥胖，心悸头昏，舌淡胖，苔白腻，脉滑，为不孕症的 （　　）型。

A. 肾虚证

B. 血虚证

C. 痰湿证

D. 气虚型

## 二、判断题

1. 不孕症中的肝郁证的治则是活血化瘀，调畅气血。
（　　）

2. 不孕症又称"全不产"。（　　）

## 三、简答题

简述痰湿型不孕症的病因病机和主要证候。

扫描二维码查看全书练习答案